リハビリテーションのちから

病気・怪我からの復活
そして日常の運動へ

伊藤　宣［監修］

伊藤　宣
青山朋樹［著］
山本　遼

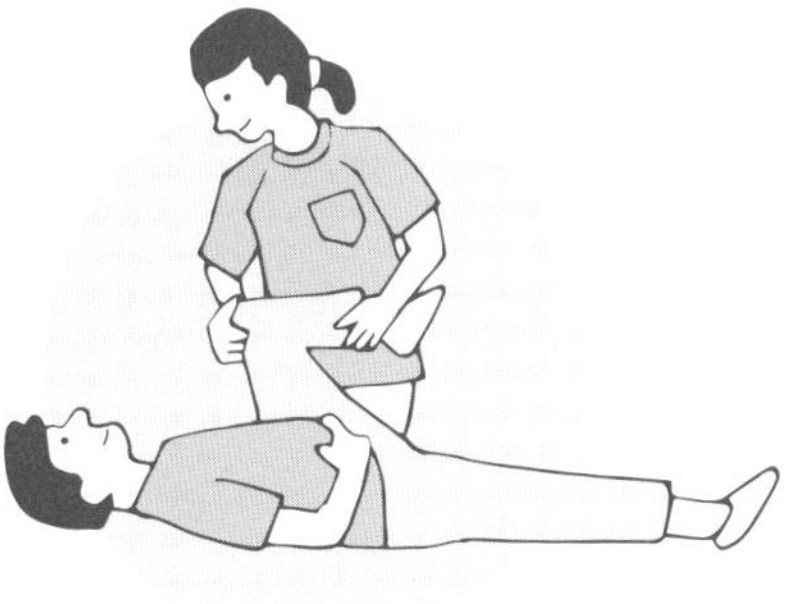

ミネルヴァ書房

リハビリテーションのちから
——病気・怪我からの復活、そして日常の運動へ——

目次

序章　手術後、歩けなくなってしまった！
——どのように日常生活に戻るのか……1
リハビリテーションとは何か
手術後に起こったこと
どうして？　ではなくどうしたらいいのか
リハビリテーションとは誰のものか
第一章　リハビリテーションの歴史と発展
——戦争と感染症……13
ヒポクラテス・ガレノス・華佗
戦争とリハビリテーション
感染症とリハビリテーション
リハビリテーション医学の確立
義足の誕生と発展
日本におけるリハビリテーション
ノーマライゼーション
リハビリテーションの定義

目　次

COVID－19パンデミックとリハビリテーション
世界的パンデミックによる身体機能低下
破壊に対して立ち上がった市民の力
コラム　眠ることと運動すること…… 33

第二章　運動器の構造と障害
——骨・関節・筋・神経の連繋…… 39
骨の役割、構造・種類
骨同士を繋ぐ関節
骨を動かす筋
筋力を鍛える
筋力トレーニングに適した食事とは
筋を動かす神経
運動神経・感覚神経・自律神経
怪我と病気
連繋の障害
内臓に伴う障害

コラム　「運動」は苦役？……60
コラム　活動的に座る……61

第三章　怪我の後のリハビリテーション
――怪我からどのように回復するのか……65
怪我を「解剖」する
安静と「動かす」
廃用症候群
怪我の治療原則
Optimal Loading
動くリハビリテーション
最も大事なことは自主練習
ハイパフォーマンスを目指して
運動の組み合わせは無限
目的とするスポーツ・動作を目指して
コラム　我々が進化させた二足歩行の意味……79

コラム　理学療法士になった理由……82

第四章　リハビリテーションで治る関節・脊椎の痛み
——もとの動きを取り戻すために……85

変形性関節症とは
変形性膝関節症の症状
変形性股関節症に対するエクササイズ
変形性膝関節症に対するエクササイズ
変形性脊椎症とは
変形性腰椎症に対するエクササイズ
変形による痛み
変形があっても痛くない
リハビリテーション以外の保存治療
第三の治療法

コラム　もう一度登山がしたい……102
コラム　それぞれに違う大切なゴール……104

第五章　装具もリハビリテーション
――何のための装具か、どのように使うのか……109
パピルス文書
装具の定義
装具が合わない
痛みと歩行困難の関連性
装具がゲームチェンジャーになる瞬間
コルセットの目的と使い方
コルセット装着の効果
その他の装具類
装具を使いこなすには
装具を学習
コラム　訪問処方……124
コラム　アシストロボットとビッグデータ解析……127

第六章　手術を受けるためのリハビリテーション
——手術前にも後にもリハビリテーション……131
運動器の手術
関節に対する手術
脊椎に対する手術
手術治療で何を目指すのか
手術前のリハビリテーションの選択
手術後のリハビリテーションの注意点
コラム　手術の結果が思わしくない時……143
第七章　内臓と脳のリハビリテーション
——運動は内臓と脳をよくする……147
ヒポクラテスから始まる
運動と内臓の連繫
肺のリハビリテーション
心臓のリハビリテーション

むくみ・浮腫
消化管のリハビリテーション
ヒポクラテスの彼方
コラム　あなたにも脳トレ？ …… 165
コラム　鯉が泳がない …… 167

第八章　予防リハビリテーション
——寝たきりや病気を防ぐために …… 171
「ありく」の対極「寝たきり」
健康寿命と介護リスク
メタボリックシンドローム
ロコモティブシンドローム
転倒と痛み
フレイル
寝たきりと不活発
運動の結果
歩くことから始める

様々な運動
運動以外で
コラム　リハビリテーションはプラスの医学……190
コラム　リハビリ室……193

終　章　ヒトは動く
――「動こう」という気にさせる身体の仕組み……199

索　引

本文レイアウト・作画　木野厚志（AND・K）
企画・編集　エディシオン・アルシーヴ
リハビリテーション実技写真　株式会社リハサク提供

序章

手術後、歩けなくなってしまった!

—— どのように日常生活に戻るのか

リハビリテーションとは何か

「リハビリテーション」（以下随時リハビリと略す）と聞いてみなさんが思い付く状況・場面は、どのようなものだろうか。

一般の方にとって最も馴染み深い場面は、スポーツ選手が怪我や病気をして、そこからリハビリによって復活勝利を遂げるという場面ではないだろうか。その中でも最近の最も大きな話題の一つは、池江璃花子選手（図1）だったのではないだろうか。「東京オリンピック２０２０」に向けたオーストラリア合宿中の二〇一九年二月に体調不良を訴え帰国、検査の結果、白血病と診断された。生命が危険に晒される疾病のため、オリンピック参加どころか、練習を含む競技すべてを中止して闘病を開始した。その後の治療経過は幸いなことに順調で、当初、彼女は「東京オリンピック２０２０」の出場は断念して、可能なら「パリオリンピック２０２４」を目指したいと発言していた。

しかしコロナ禍で「東京オリンピック２０２０」が一年延期になったため、奇跡的にオリンピックへの参加が可能となり、二〇二一年四月の代表選考会で復活優勝、代表に選ばれた。「東京オリンピック２０２０」においては、競泳女子四百メートルリレー、混合四百メートルメドレーリレー、女子四百メートルメドレーリレーに相次いで出場、メダルは

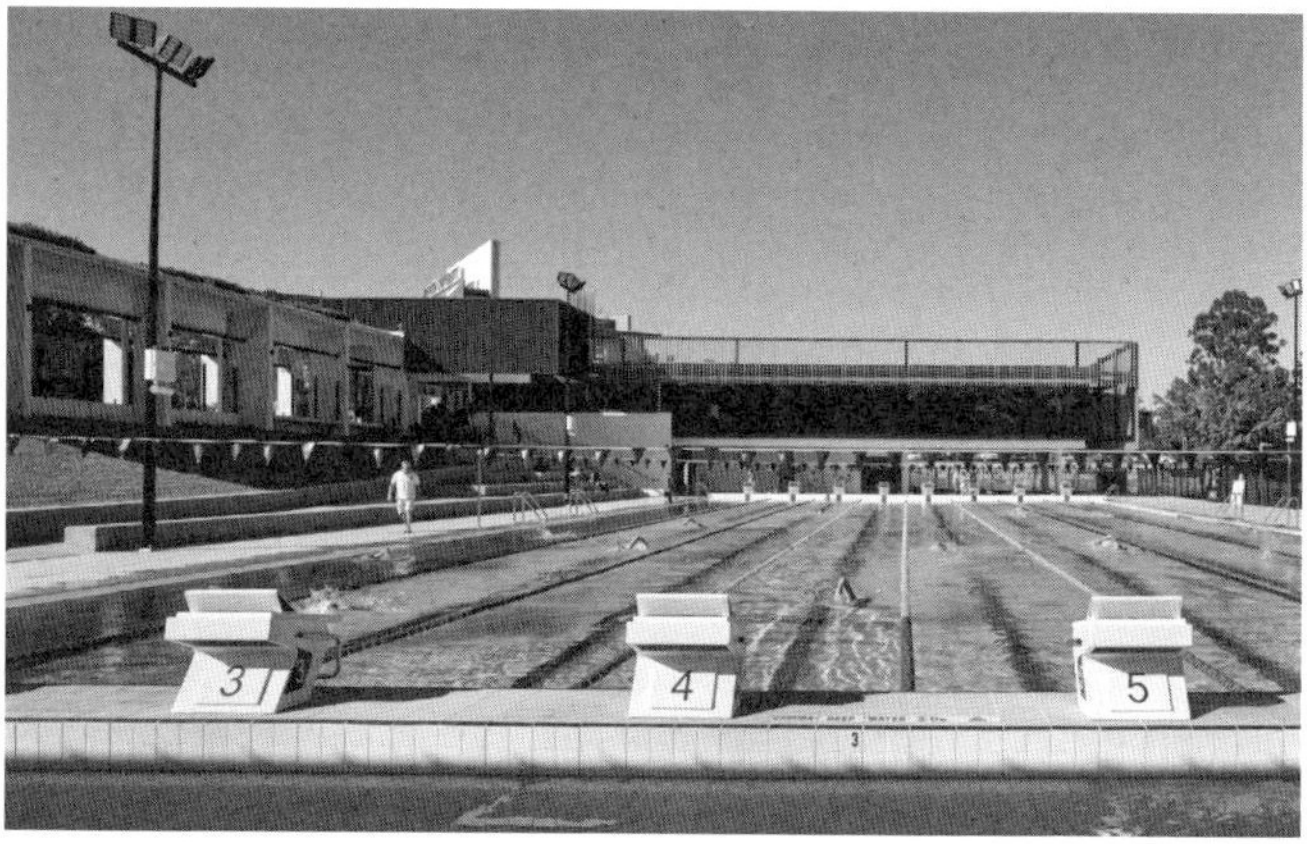

図1　池江選手がトレーニングをしていた豪州グリフィス大学
ゴールドコーストキャンパスのプール

東京オリンピックで金メダル候補であった池江璃花子選手は、2018年12月のアメリカ合宿帰国後、「身体が重くて調子が上がらない」と述べていたが、2019年1月19日オーストラリア合宿に出発した。しかし体調不良を訴え2月8日に緊急帰国、検査の結果、急性リンパ性白血病と診断された。

獲得出来なかったが、病からの鮮やかな復活を遂げた。

理不尽に襲いかかった苦境を不屈の闘志で乗り超えた池江選手の姿は、あらゆるメディアで報道され、多くの人に感動と勇気を与えた。インタビューで彼女が述べているように、一度は「こんなに辛いなら死にたい」とまで思った病苦とそれに対する厳しい治療を経て復活し、辛く長いリハビリを乗り越えて国内選手権で優勝、結果を出して日本代表に返り咲いたことだけでなく、自分がここにいることそのものを「奇跡」と言った。

最も辛い時は、寝返りさえ打てなかったという。

彼女がどのようなリハビリをこなしたか詳細には報道されていないが、本人が語っていることと及び画像情報から、基本的な心肺機能の回復訓練、多種多様な筋力訓練と持久力訓練、そして水に入ってのウォーキング、さらに長く辛いスイミングの練習があったと想像される。

彼女はまだ若く、基本的運動能力も高く、さらに天性の前向きな気持ちと強い意志を持って回復したが、このような例は特殊なのだろうか。私たち「普通の」人間にとって、リハビリとはどこか遠い世界で行われていること、自分とは無縁のものなのであろうか。いや、我々の誰でも、病気や怪我で病床に伏すことはよくあることである。あなた自身、あるいは身近な誰かがそのようなことになった経験があるのではないだろうか。そうなった時に、もとの生活、もとの身体を取り戻すためには、どうしたらいいのだろうか。

その答が「リハビリ」である。もちろん、病気や怪我そのものの治療が第一である。しかし機能回復は「リハビリ」でしか達成出来ない。我々一人一人が、その病、怪我に陥る前に持っていた我々の身体、機能をリハビリで取り戻すのである。複雑で特殊なことは必要ない。池江選手と同様に、歩くのがやっとであっても、病床から起き上がって座り、立

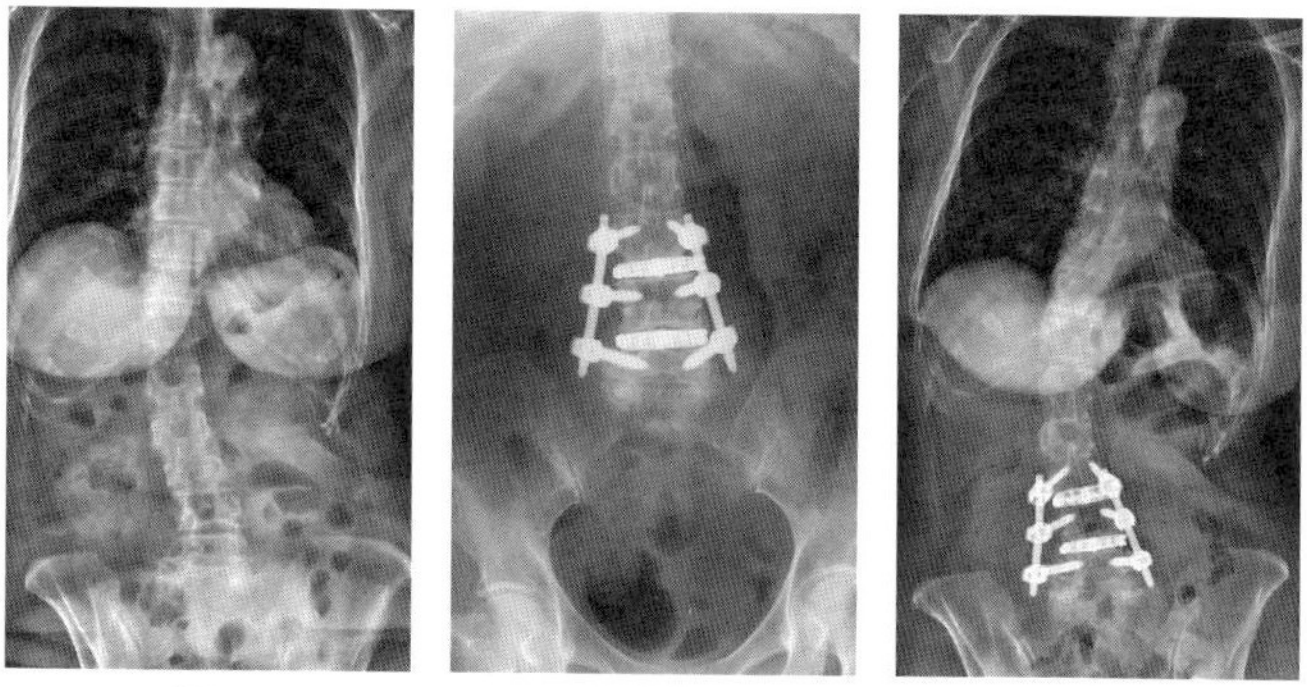

図2　Aさんの手術前、手術直後、手術後三か月の脊椎X線
手術前に曲がっていた脊椎が、手術によりまっすぐになった。しかし術後三か月のX線では、大きく左へ曲がってしまっている。

ち、歩き、そして日常生活に戻っていくのである。それがリハビリである。

手術後に起こったこと

ここで一人の患者さんを紹介したい。仮にAさんとする。年齢は六十歳代。Aさんは生来健康で、仕事柄、毎日のように外を歩いていた。特に重労働をしていた訳でも、特に大きな怪我や病気をしたこともなく、体格も中肉中背で「普通の」方であった。

しかしある時、はっきりした原因もなく、右足に痛みが出現した。強い痛みが数日続いたため、ある病院の整形外科を受診した。医師による診察のあと、薬を処方され、仕事や生活で無理をしないようにして薬を飲み続けた。すると痛みは徐々に治まっていった。その後も時々痛みは出たが、良くなったり悪くなったりを繰り返していた。しかしある時から身体のバランスが悪くなり、歩く時に大きく左へ傾くようになった。その結果長時間歩けなくなり、ついには百メートルも歩けなくなってしまった。原因は足ではなく、脊椎にあった。手術は受けたくなかったが止むを得ず、脊椎外科医を紹介され手術を受けた。

手術は二時間ほどで終わり、執刀医からは手術は順調に終わったと説明を受けた。リハビリも順調に進み、術後二週間ほどで退院した。しかし今度は腰の痛みが取れず、待てども待てどもなかなか良くならない。何より、腰が曲がっていることが主な原因と言われて手術を受けたのだが、手術前より曲がっているように感じる（図2）。術医に説明を求めたが、はっきりとした説明はない。一体どうしたらいいのだろうか。

どうして？　ではなくどうしたらいいのか

Aさんは毎日のように自問自答した。もう死にたいとまで思い悩んだ。そしてそのことを、長い間受診していた前述の整形外科医に相談した。また手術を受けなければいけないのだろうか。その問いかけに対して、医師はこう答えた。

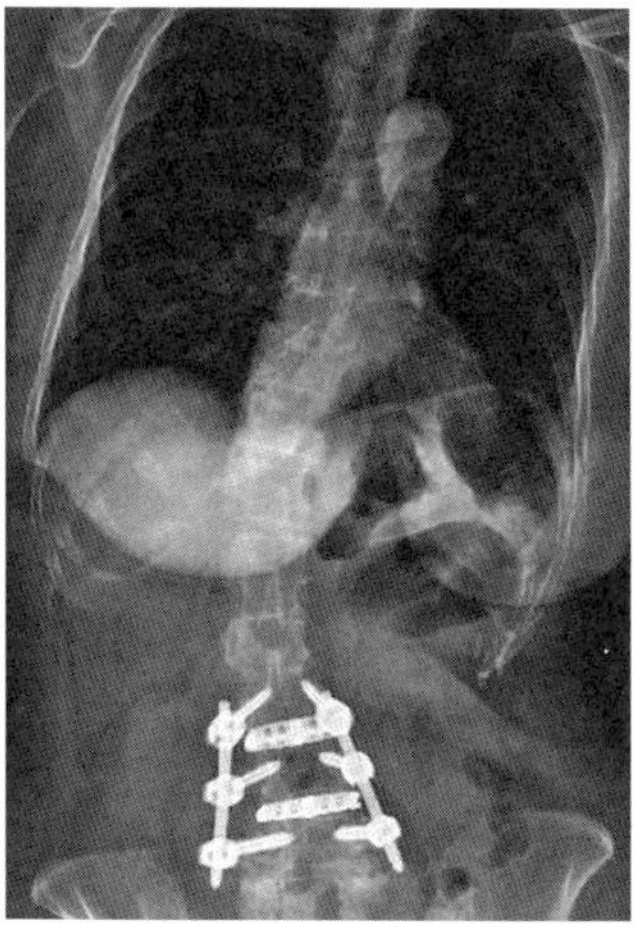
リハビリ前

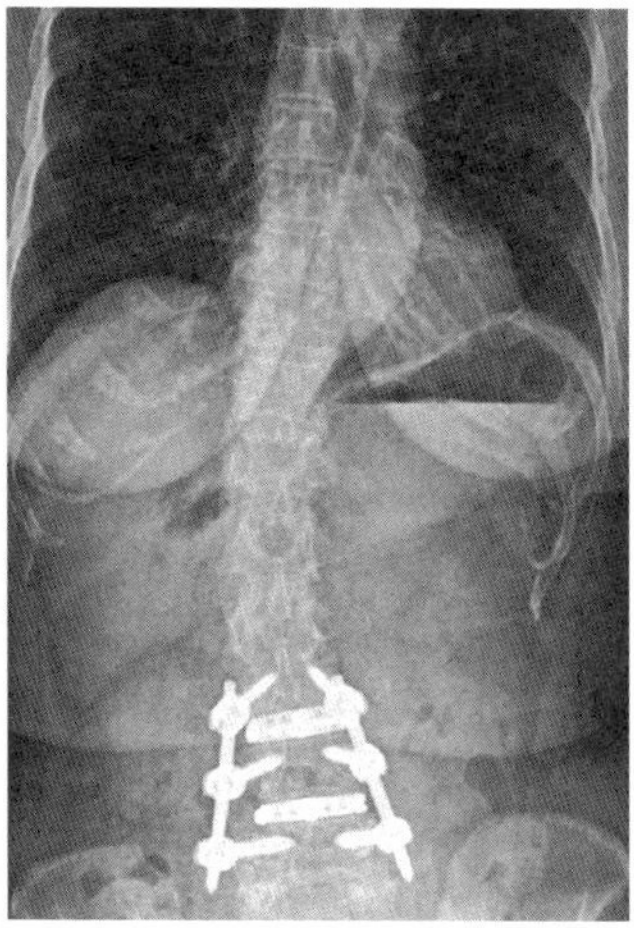
リハビリ後

図3　Aさんのリハビリ前とリハビリ後の脊椎X線
大きく左へ曲がっていた脊椎が、入院後のリハビリによりほぼまっすぐになった。

「おそらく手術して、まだ三か月しか経っていない現時点で再手術を選択するのは良い考えとは言えないでしょう。もし今出来ることがあるとすれば、それはリハビリです」。リハビリ？　Aさんは思った。本当にリハビリだけでよくなるのだろうか。

Aさんは仕事を整理して、同僚に頼めることは頼んでリハビリのために入院した。毎日のリハビリが始まった。毎日、背中の曲がり具合を担当の理学療法士にみてもらいながら、指示されたストレッチと筋力訓練を続ける。自分では背中が少しまっすぐになった気がするが、Ｘ線ではどうだろう。医師がその写真を見せてくれた。そうすると、どうだろうか、背骨はほぼまっすぐになっている！　驚いた、うれしくなった、そして、ほっとした（図３）。

これまでリハビリについては、手術した病院でしてもらったし、説明も受けたし、本も買って読んだ。しかし、実際にリハビリだけを集中してやってみてわかったことがある。リハビリは特別なことをする訳ではない。療法士の先生が、その「手」で診断し、考えてくれたリハビリを、毎日、こつこつと続ければ、それだけでいいのだと。Ａさんは無事四週間のリハビリ入院を終えて、退院した。そしてその後も自分でリハビリを続けている。

少し話が長くなったが、この話を読んであなたはどう思っただろうか。今後Ａさんは仕事でリハビリが出来ず、また同じように背骨が曲がって歩けなくなってしまうことは十分ありうることだろう。しかしそうだとしてもこの話が私たちに教えてくれるのは、毎日、少しずつ、確実にリハビリをすることで、他の治療に勝るとも劣らない効果が得られるということである。

リハビリテーションとは誰のものか

ここまで述べた二つの例は、大病に罹ったスポーツ選手の復活、及び手術後の変形からの回復である。しかしリハビリが最も重要なのは、このようなある意味特殊な方に対するものではなく、普通の方の普通の機能障害に対するものである。即ちこの本は、どこにでもいる「普通の」方にとって、リハビリがどのようなことを意味するのか、どのように大切なものなのかを説明するものである。

もしかしてこの本を手にとっているのは、スポーツで怪我をしてしまい、今リハビリをしている、しかし特になにかの代表になるというようなことのない「普通の」方かもしれない。または、手術後に「リハビリをしなさい」と医師に言われても、どうしたらいいかわからなくて困っている方かもしれない。また、リハビリを学ぼうとしている医師、医学生、療法士、トレーナー、体育学部や保健学部の学生、部活の顧問の先生、スポーツを続けている一般の方などもおられるかもしれない。さらに、大きな怪我や病気をした（している）訳ではないのに、以前と同じように物事が出来なくなっている方かもしれない。日常生活で、些細なことに不自由を感じ、もどかしく感じている方かもしれない。そしてそのような「普通の」方にとってこそ、リハビリは極めて重要であるということを、この本では具体的な方法を示しながら語っていきたい。

さらに治療医学としてのリハビリはもちろんのこと、予防医学としてのリハビリも含んで説明していきたい。即ちリハビリで健康を保ち、リハビリを日常生活に取り入れる方法を解説したい。

加えてリハビリという言葉が、障害された部位の機能を回復させるために行われる多くの行動、手段を示すことも語りたい。そこには心理的、社会的リハビリが含まれる。リハビリ医学が「活動医学」と呼ばれる所以がここにある。

その中でも「運動」の意義は大きく、手段として最も強力なものでもある。そのため、リハビリの中で最も重要な手段である「運動器」に多くのページを割いた。

本書ではリハビリの重要性を理解して頂き、またあなたに日々リハビリに励んで頂くために、以下のように話を進めたい。

第一章では、まず長いリハビリの歴史を概説する。リハビリ治療を大きく発展させたのは、多くの方が苦しんだ戦争とパンデミックである。新型コロナウイルスによるパンデミックはようやく落ち着きを取り戻しつつあるが、その爪痕は深く我々の日常に刻まれているし、ウクライナ、パレスチナで行われている戦争は、今まさに進行形である。そこから我々がなにを学び、生かすのか、過去の歴史を紐解いて考えてみたい。

第二章では、運動器における障害を解説する。そのために少々の解剖学、生理学の知識を学んで頂く。

第三章では、怪我によって運動器の障害が起きた時に、どのようにリハビリを進めるのかを説明する。その知識は怪我だけではなく他の運動器の障害のリハビリにも役立つだろう。

第四章では、慢性の運動器障害である関節症と脊椎症に話を進める。壮年から高齢者になるにつれて、その障害は必発といっても過言ではない。

第五章では少し視点を変えて、装具に焦点を当てたい。装具も重要な治療手段であり、リハビリの一つである。

第六章では運動器の手術前後のリハビリを語る。手術を受ける事態に至らないのがなによりであるが、いざ手術を受ける時には、その効果を最大限に高めるために、リハビリは必須である。

第七章では、運動による別の効果即ち内臓に対するリハビリの方法や効果について述べる。運動は運動器だけでなく、あなたの身体すべてを回復させる効果があることを学ぶ。

第八章は「寝たきり」を防ぐためのリハビリの話である。あなたの近くにまさにその瀬戸際の方がおられる可能性は高いし、またあなた自身も将来的に「寝たきり」のリスクを大いにはらんでいる。それを予防することはすべての人の願いである。これらを通じて、なにをなすべきか、具体例を挙げて説明する。

リハビリをあなたの身近に感じ、日々実践して頂くために、なぜ、なにを、どのように行うのか、順に見ていこう。

参考図書

須田万豊著『はじめてのリハビリテーション医学』中外医学社、二〇二一年

第一章

リハビリテーションの歴史と発展

——戦争と感染症

ヒポクラテス・ガレノス・華佗

リハビリテーションは重要な治療法である。それはどのように発展してきたのであろうか。ここでは特に運動療法に絞ってその歴史を振り返ろう。

すべての医学分野と同様、その源はヒポクラテス（紀元前四六〇年頃〜三七〇年頃）にある（図1-1）[1]。薬もなく、外科手術もなかったその時代に、運動は極めて重要な「薬」であった。ヒポクラテスのものとされる言葉にも多くの運動に関するものが残されている。

- 歩く事は人間にとって最良の薬である。
- 歩くと頭も軽くなる。
- 病気は食事療法と運動によって治療出来る。
- 筋肉を十分使っている人は病気に罹りにくく、いつまでも若々しい。

これらのことは、なるべく薬による治療や手術を避けるために、現代の我々も実感しているし、また実践すべきことであろう。

その考えを受け継いだガレノス（一二九年頃〜二〇〇年頃／注1）は、運動を六段階に分

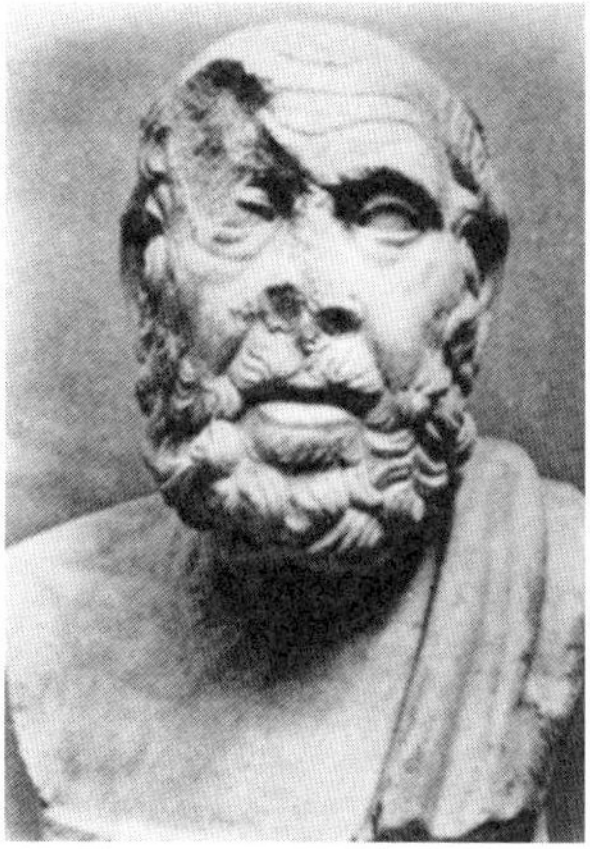

図1-1　ヒポクラテス

1940年オスティア近郊で発掘された彫像。「医学の父」でもあり、「リハビリテーションの父」でもある。

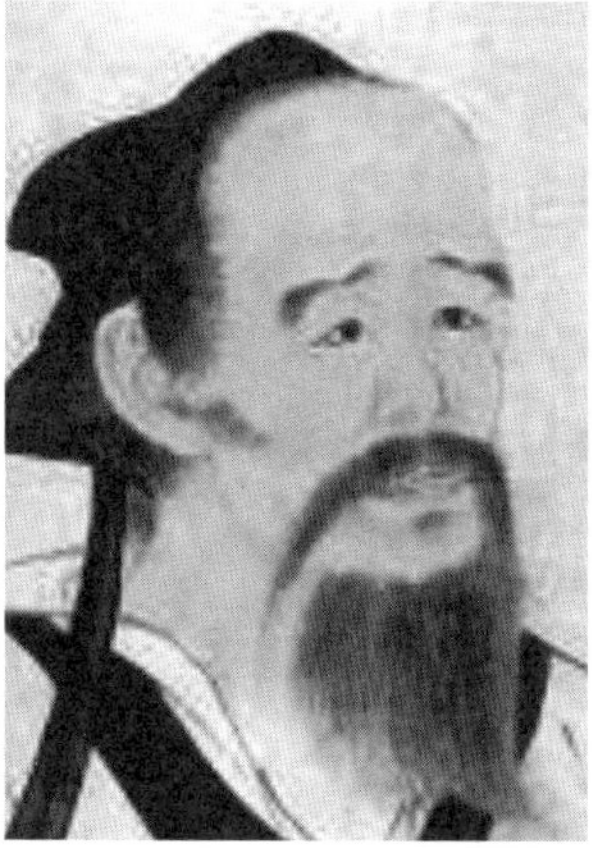

図1-2　華佗

『三国志演義』にも登場する人物で、運動として推奨した動物の動きをまねる五禽戯《ごきんぎ》は、太極拳や気功のもととなったとされる。

類し、健康維持にはその中程度のものを推奨した。現代のドッジボールのような球技を勧めたことでも知られる。

同時代の中国では華佗《かだ》（?〜二〇八年頃）が知られる（図1-2）［1］。毒矢で傷ついた関羽《かんう》（一六〇〜二二〇、後漢末期の武将）を治療した逸話は日本にも伝えられ浮世絵にも描かれている。華佗は運動の重要性を説いて、現代の太極拳の基を作ったことで知られ、その太極拳では転倒予防のエビデンスが多数証明されている。

しかしこれらの先達《せんだつ》たちの言葉と考え方は広く継承されたものの、リハビリが医学の一分野として科学的に発展するのは十八世紀から十九世紀まで待たなければならなかった。

戦争とリハビリテーション

戦争は外科技術を発展させる。そして感染症は内科技術を発展させる。これまで世界で度重なり発生してきた戦争や感染症の流行は、外科と内科技術を大きく発展させてきた。そして、リハビリの技術もそれらに伴い大きく発展してきた。しかしその発展の様相は外科や内科技術の発展の仕方とは少しばかり異なる。

リハビリの語源は「Re：再び」＋「habilis：適する、適合する」である。即ち「再び適した状態になること」「本来あるべき状態に戻る」という意味である。このことからリハビリテーションという言葉は、中世には名誉の復権や宗教への復帰などの際にも用いられた。宗教裁判によって異端と断定され、処刑されたジャンヌ・ダルク（一四一二頃～一四三一、フランス王国の軍人）が、処刑されてから二十年後に行われた復権裁判によって、無罪となり、殉教者となった。このジャンヌ・ダルクの復権をリハビリテーションと呼んだ。また近世に到り、精神病患者の隔離施設からの開放や犯罪者の復権など幅広い範囲でリハビリテーションの言葉は用いられるようになった。

それでは戦争はどのようにリハビリテーションを発展させたのか。それが国家、社会から要請されたのは、十八世紀以降にフランス革命とナポレオン戦争、アメリカ独立戦争や南北戦争などで多くの国が国家規模で激しい戦争を繰り返すようになったことと軌を一にする。

スイス人医師のジョセフ・クレマン・ティソ（一七四七～一八二六）は、*Gymnastique Médicinale et Chirurgicale*という著書において（図1-3）、ベッド上安静こそが重要とみなされていた手術後患者に対して、適切な時期から動くことが必要と述べた[2]。この著書は、現在に通ずる、リハビリテーション医学の草分けの書物と認識さ

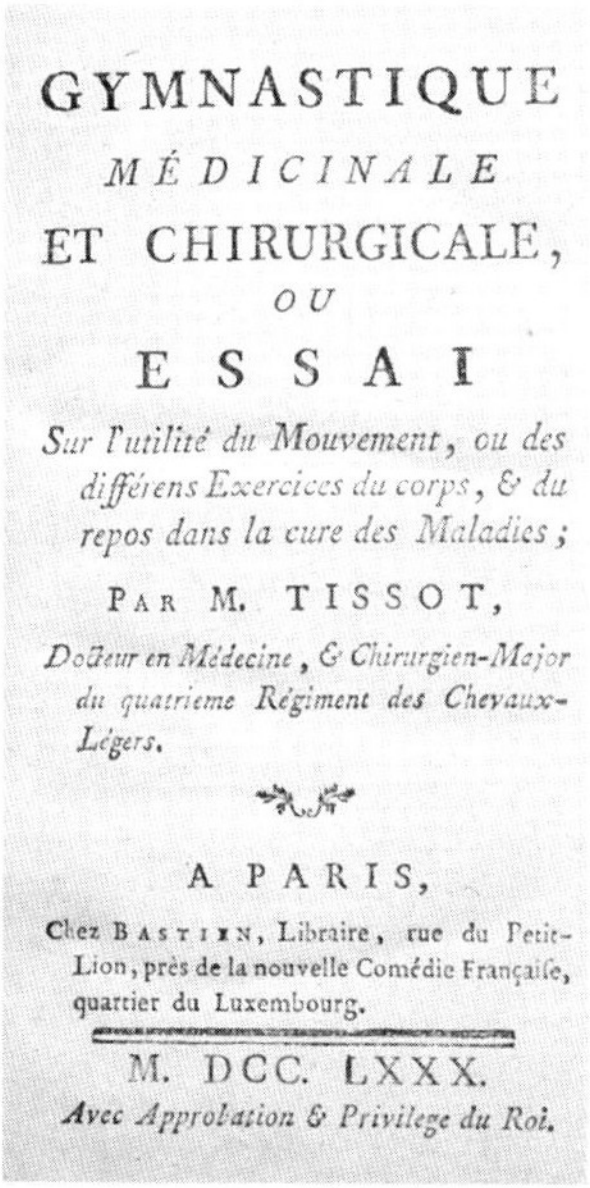
GYMNASTIQUE
MÉDICINALE
ET CHIRURGICALE,
OU
ESSAI
Sur l'utilité du Mouvement, ou des différens Exercices du corps, & du repos dans la cure des Maladies;
PAR M. TISSOT,
Docteur en Médecine, & Chirurgien-Major du quatrieme Régiment des Chevaux-Légers.
A PARIS,
Chez BASTIEN, Libraire, rue du Petit-Lion, près de la nouvelle Comédie Françaiſe, quartier du Luxembourg.
M. DCC. LXXX.
Avec Approbation & Privilege du Roi.

図1-3　*Gymnastique Médicinale et Chirurgicale*
1780年、ティソによって書かれたリハビリテーション医学の初めての著作とされる。

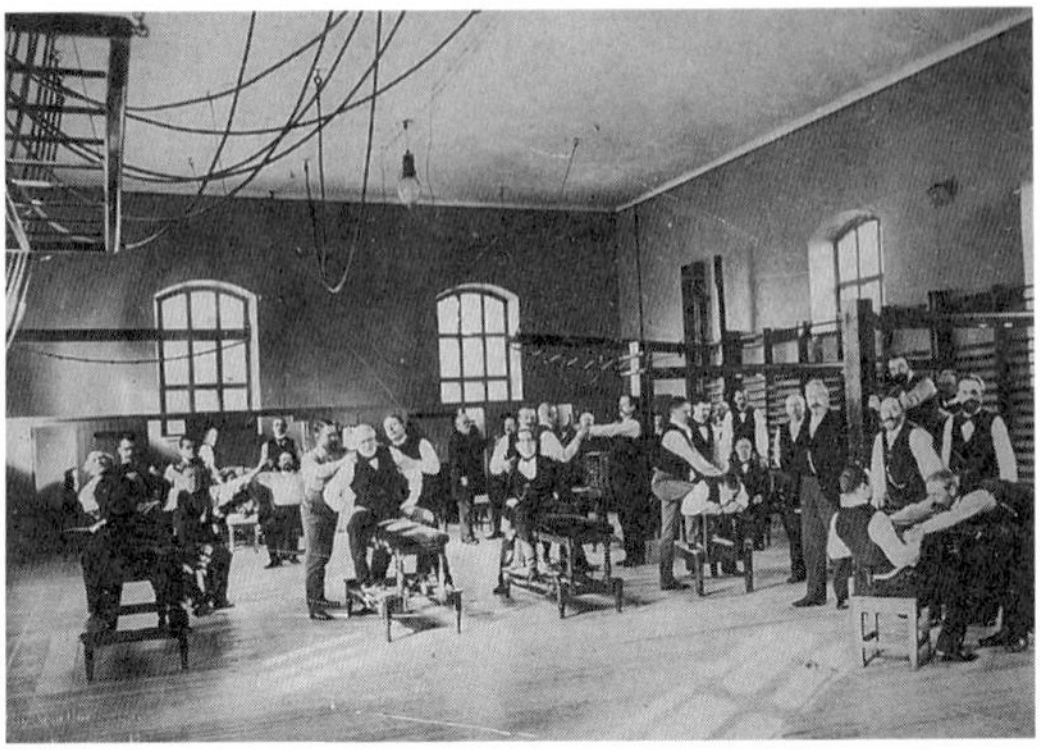

図1-4　Royal Central Institute of Gymnastics
スウェーデン人医師リンが1818年ストックホルムに設立した。訓練を受ける理学療法士たち（1880年頃）。

れている。

続いてフランス人医師のジャック・マチュー・デルペシュ（一七七七～一八三二）は側弯症《そくわんしょう》患者のためのリハビリセンターを設立したし、スウェーデン人医師のヘンリック・リン（一七六六～一八三九）はRoyal Central Institute of Gymnasticsを一八一三年に設立し（図1－4）、専門家としての理学療法士を"someone involved in gymnastics for those who are ill"と定義して教育を開始した[3]（注2）。

さらに一八四四年にパリのサルペトリエール病院で神経科教授となったフルゲンス・レイモンド（一八四四～一九一〇）は、運動療法室を設置し、病院で初めて運動療法の提供を始め、患者の機能回復における「再教育」の概念を提唱した。なお同病院は一九九九七年八月三十一日にダイアナ妃が息を引き取ったことでも知られている。このように動乱の続いたヨーロッパ諸国では、負傷した兵士の市民生活への復帰を促す医療を通して、リハビリの重要性が認知されていった。

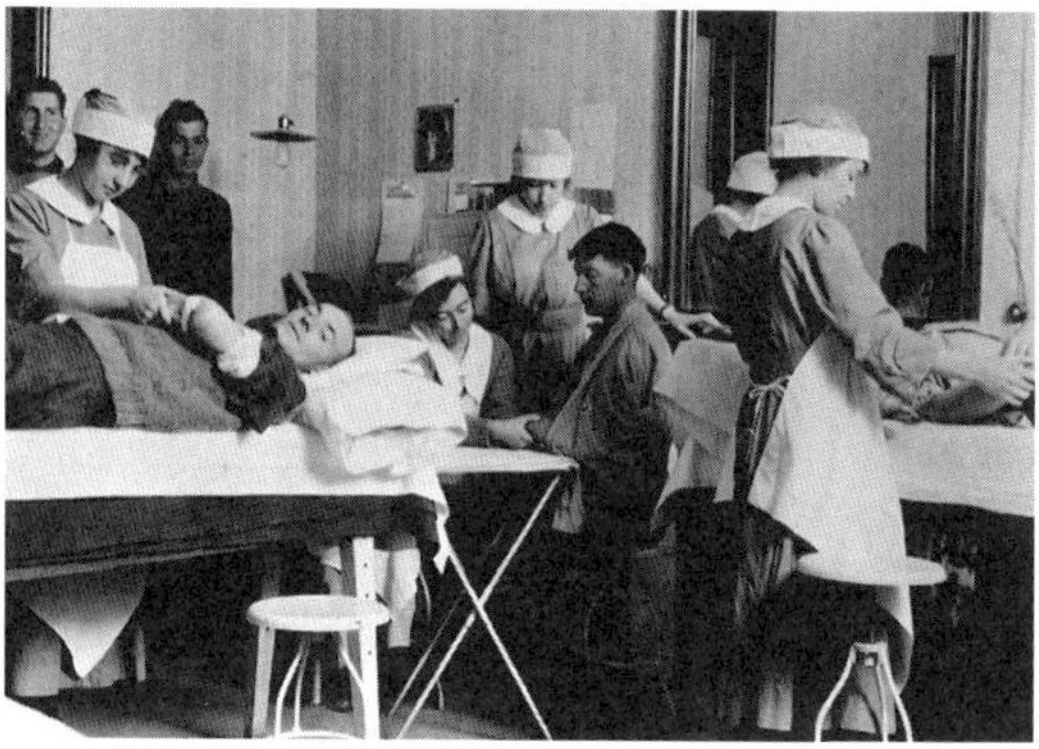

図1-5　米国陸軍病院で働くreconstruction aideたち
第一次世界大戦中のフランスにて。

続いて大きな動きが米国で起こる。米国は一九一七年に第一次世界大戦（一九一四〜一九一八）に参戦し、多数の戦傷者を生んだ。そこで、同年に米国陸軍病院で本格的なリハビリテーションの提供が開始された。この時、部門の名称に"physical reconstruction and rehabilitation"と初めて「リハビリテーション」の用語が公式に用いられ、"physical reconstruction"は、心身の最大限の回復と定義された。軍医として担当したハリー・エドガー・モック（一八八〇〜一九五九）は、一九一八年に発表した論文の中で、リハビリを「障害者が社会で経済的に自立出来るよう再適応させること」とした［4］。日常生活だけでなく、社会への復帰に重きが置かれていることに注目しよう。そして理学療法士の養成のため、一九一八年にリード大学（米国オレゴン州ポートランド）などに理学療法士のトレーニングコースが設置された。当時職種の名称は“reconstruction aide”であり、その多くは女性であった（図1－5）。

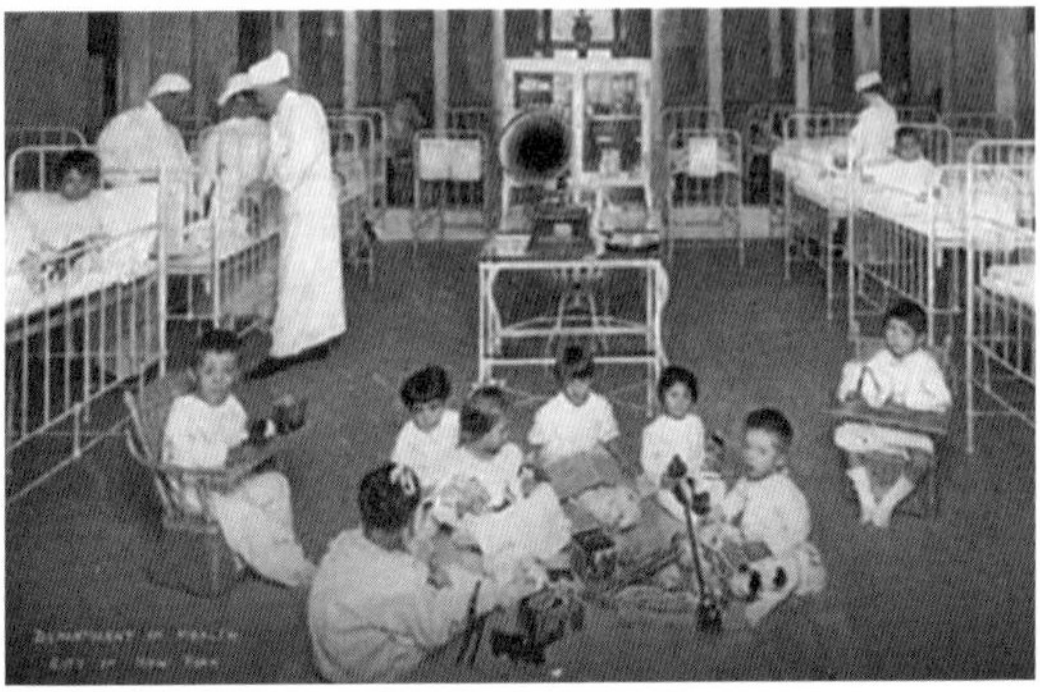

図1-6　リハビリ施設で過ごすポリオ患者の子どもたち
参考文献［5］より。

感染症とリハビリテーション

感染症による身体障害からの回復を目指すリハビリもこの時期に発達した。この当時の最も大きな感染症の一つがポリオである（注3）。ポリオとはポリオウイルスによる感染症である。ワクチンが広まる前は、下肢麻痺や変形などの後遺症を残すことが多かった。

米国ボストン生まれで英国で理学療法教育を受

けたメアリー・マクミラン（一八八〇〜一九五九）は一九一七年に帰国し、すぐにその技術をポリオ患者に応用した。その結果多くの患者がリハビリによって社会復帰を果たすことが出来るようになった（図1－6）。彼女はその後米国陸軍最初の reconstruction aide として第一世界大戦に従軍し、多くの戦傷者のリハビリに従事した［5］。

リハビリテーション医学の確立

医学における専門分野としてのリハビリテーション医学の成立には、フランク・ハモンド・クルーセン（一八九八〜一九七三）とハワード・ラスク（一九〇一〜一九八九）が大きく貢献した。クルーセンは一九三五年に、有名な米国 Mayo clinic に

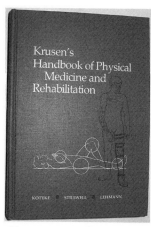

図1-7　*Krusen's Handbook of Physical Medicine and Rehabilitation*

1941年にクルーセンが出版した本書は、現在でも版を重ね販売されている。彼の何よりの功績は、1947年、American Board of Medical Specialtiesに医学の専門分野として"physical medicine（運動医学）"を公式に認めさせたこととされる。

おいてリハビリ部門の開講とともに主任教授に就任した。四百以上の学術論文を執筆し、リハビリテーション医学を公式の医学部門の一つとして確立させた（図1－7）〔6〕。

一方ラスク（図1－8）は、もともとは米国の内科医である。第二次世界大戦に空軍軍医として従軍する中で、多くの戦傷者に出会う。特に印象的であったのは両足を失い、顔に火傷を負った一人の患者との出会いだ。この患者は創傷が治癒するだけでなく、自立した男性として、働き手として、家族が受け止めてくれるか、人間としての尊厳を認めてくれるか、といったことに大きな不安を覚えていた。ラスクは患者のイメージする生活に戻るための、様々なリハビリプログラムを考案して実行した。そしてその成功をもとに、さらに多くの患者に実施してもらうための、システム化されたリハビリ施

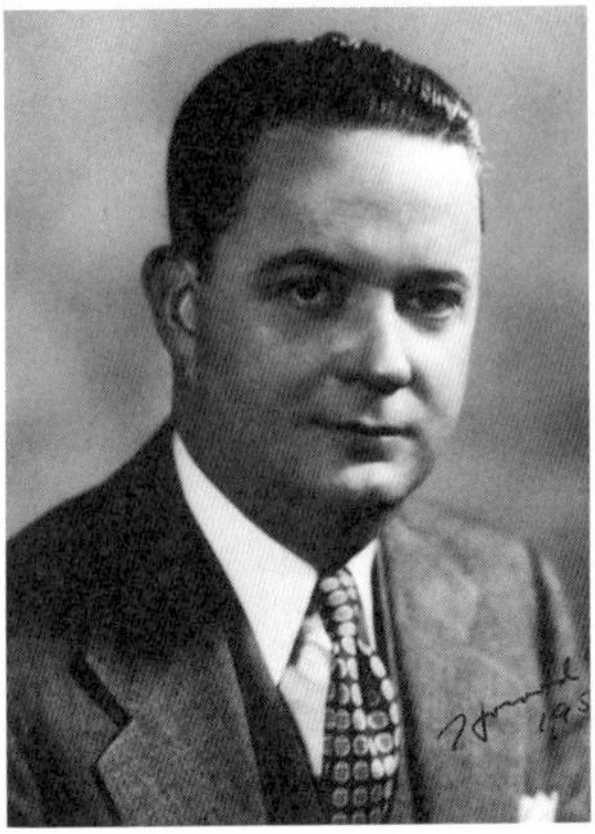

図1-8　ハワード・ラスク

世界で初めて総合的なリハビリ医学教育のプログラムを確立した。彼の自伝にある言葉「リハビリを信じることは、（患者の）人間性を信じることである」や「（リハビリとは）単に寿命を延長するだけでなく、その時間に人生を加えることである」（筆者訳）は、今でも重要なメッセージとして伝えられている。『*American Journal of Public Health*』2008より。

設を作ることに成功する。そして政府や軍、さらに国民にリハビリ施設の必要性を訴え続け、それが今日のリハビリ施設の原型となった〔7〕。

義足の誕生と発展

ここで少しだけ義足について触れたい。義肢、義足、装具も、重要なリハビリの一つであるからである。義足は既に紀元前のインド、ヨーロッパ、中国の文書に記載がみられ、また実物が発見されている。エジプトには世界最古の義足（母趾《ぼし》）が残されている〔8〕。その後、十六世紀には「近代外科学の父」アンブロワーズ・パレ（一五一〇～一五九〇）が、初めてヒンジ付きの機能的な義足を作った。一八一六年には英国の義肢工ジェームズ・ポッツ（生没年不詳）が「アングルシー脚」と呼ばれる、腱の代わりをする「からくり」が入った画期的な義足を作った。この「アングルシー脚」をアメリカで広く紹介したのは、イギリス人のウィリアム・セルフォーである。また一八五一年には、フィラデルフィアの医師ベンジャミン・F・パルマーが作った「パルマー脚」は「アメリカ義足」として世界中で使われた。

日本で最初に実用的義足を使ったのは、歌舞伎役者の三代目澤村田之助（一八四五～一

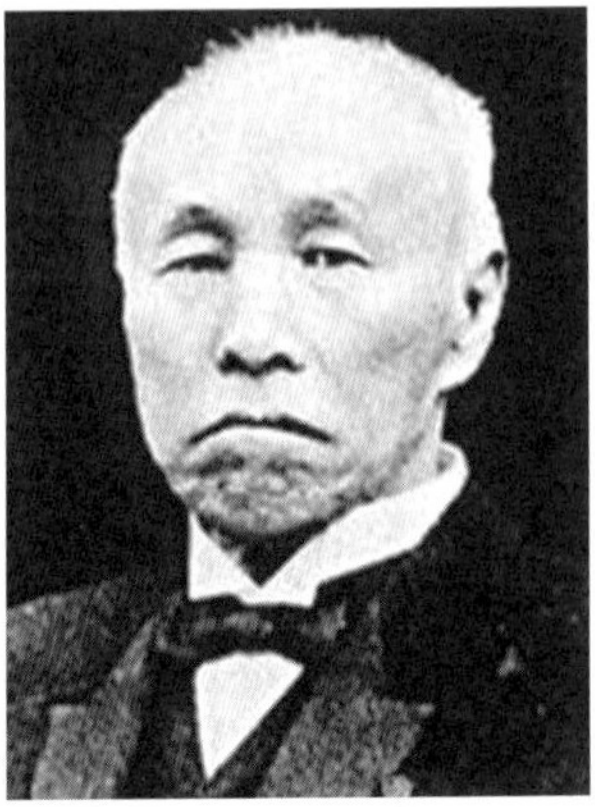

図1-9　大隈重信

右大腿切断手術後、米国のA.A.マークス社より義足が毎年送られた。彼の使った義足は早稲田大学に残されている。

八七八）である。しかし義足ユーザーで歴史上最も有名なのは第八代、第十七代内閣総理大臣の大隈重信（一八三八～一九二二）であろう（図1－9）。彼は条約反対派の投げた爆弾によって右大腿切断を余儀なくされた。しかし毎年、米国から送られる義足を使って日常生活を営んでいたとされる。

そして、日清戦争、日露戦争、第一次世界大戦、第二次世界大戦を経て義足も大きく発展した。大日本帝国陸軍の檜《ひのき》與平《よへい》（一九二〇～一九九二）は義足で航空機に乗り続け、義足のエースと呼ばれた。

また第二次世界大戦で右足を失いながら大リーグのワシントン・セネタースの投手として復帰したバート・シェパード（一九二〇～二〇〇八）などの存在が多くの人々に勇気を与えた。そして現在義足は「パラリンピック」などで目にする機会も増え、機能的にも飛躍的に進歩している。

日本におけるリハビリテーション

我が国におけるリハビリテーション医学・医療は東大整形外科教授の高木憲次（一八八九～一九六三）の「療育」に始まるとされる[3]。既に一九二一年に教師であった柏倉松蔵《かしわぐらまつぞう》（一八六二～一九六四）によって、日本初の肢体不自由児のための学校である柏学園が設立されており、また高木の先代教授であった田代義徳《たしろよしのり》（一八六四～一九三八）の尽力により、一九三二年に日本初の肢体不自由児のための公立学校である、東京市立光明学校が開校していた。高木はドイツ留学中に障害児のリハビリ施設であった「クリュッペルハイム」をみて感銘を受け、

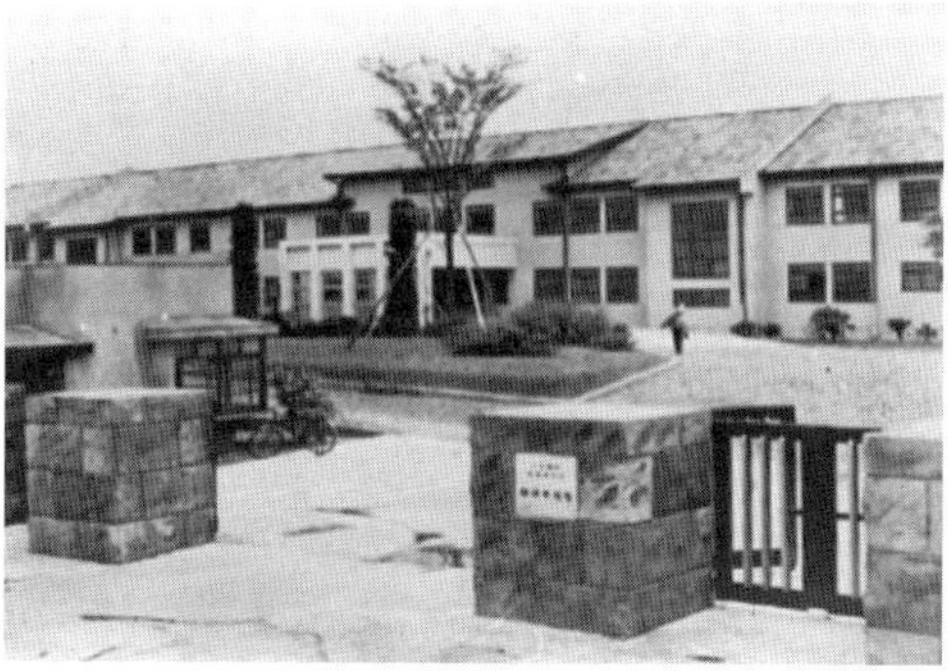

図1-10　開設当時の整肢《せいし》療《りょう》護園《ごえん》（東京都板橋）

「療育の碑」には、「たとえ肢体に不自由なところあるも、次の社会を担って我邦の将来を決しなければならない児童達に，くもりのない魂と希望をもたせ、その天稟をのばさせなければならない。それには児童を一人格として尊重しながら、先づ不自由な個処の克服につとめ、その個性と能力とに応じて育成し、以って彼等が将来自主的に社会の一員としての責任を果すことが出来るように、吾人は全力を傾盡しなければならない」と記されている。

一九四二年に東京都板橋に整肢療護園を開設した（図1－10）。我が国のリハビリ医学においてこの時代は「小児の時代」であり、対象者の多くがポリオであった。ポリオ患者を初めとする肢体不自由児の機能回復のために肢体不自由児施設は全国に広がりを見せた。

その後第二次世界大戦で多く発生した四肢切断患者のリハビリが重要課題となり、またポリオや骨関節結核の後遺障害などに対する回復を目指して青年が主なリハビリの対象者となった。続いて戦後社会が復興するに伴って、労働災害や交通事故による成人の脊髄損傷などが対象となり、高度成長期以後、人口の高齢化に伴って高齢者の健康回復・維持がリハビリテーション医学・医療の大きな課題となっている。このように現在リハビリの対象者は幅広い層に広がっている。

ノーマライゼーション

ここで少し別の角度からリハビリの発展を見てみたい。リハビリが別の観点から広く認知されたきっかけは、一九五〇年代、デンマークで「ノーマライゼーション」つまり「障害者も含めて誰もが同等に生活出来る社会を目指す」という市民運動が興ったことによる。

当時、デンマークにおいては、知的障害者や精神障害者は郊外の施設に隔離、収容されていた。しかし障害児を子どもに持つ両親により、普通の子どもたちと同じように自分たちの住む場所で育てたい、という思いから、親の会が結成され、政府に働きかけるなかで、一九五九年に世界で初めて「ノーマライゼーション」の言葉を用いた知的障害者福祉法が成立した。

このノーマライゼーションの考え方を先導したのはデンマークの社会運動家、ニルス・エリク・バンク－ミケルセンである〔9〕。バンク－ミケルセンは、第二次世界大戦において抵抗運動を行い、ナチスの強制収容所に収容された。そして戦後、社会省（厚生省）で働いている時に、親の会の要望に接する。

親の会の要望に応じて障害児の巨大収容施設を視察した時、自分自身が収容されていたナチスの強制収容所ととても似ていると感じ、障害児をそこから開放するために動き出した。その活動が実り、知的障害児は開放され、両親の元に帰り、バンク－ミケルセンはノーマライゼーションの父と呼ばれるようになった。

彼らが出現するまでは、医療専門職が専門知識のもと、患者や障害者に対して一方的に医療を施すという考え方が当たり前であった。しかしリハビリも含めて治療は医療者と患者側双方が協力して行うものであり、障害者などの社会的弱者も同等に生活出来るようにすべきであるという考え方に変えたのである。

リハビリテーションの定義

障害者自身が変わるだけでなく、障害者を取り巻く医療専門職も、家族も、社会も変わるべきである。そのようなノーマライゼーションの考え方は、その後も世界中から興った。そこで、世界保健機関（ＷＨＯ）では、一九六八年に発表した定義を発展する形で、一九八一年に以下のように再定義を行った。

- リハビリテーションは能力低下やその状態を改善し、障害者の社会的統合を達成するためのあらゆる手段を含んでいる。
- 障害者が環境に適応するための訓練を行うばかりでなく、障害者の社会的統合を促すために全体としての環境や社会に手を加えることも目的とする。
- 障害者自身、家族、彼らが住んでいる地域社会が、リハビリテーションに関係するサービスの計画や実行に関わり合わなければならない。

この世界保健機関の定義の発展的な変遷からも明らかなように、リハビリの考え方は刻々と変わっている。そして患者、障害者、市民が主体となった形で今日も変遷を続けている。

さらにリハビリは、誰もがなりうる病気や怪我による機能障害からの回復を目指すものとして、また我々も含む「普通」の人々が取り組むべきものとして、その裾野を広げ続けている。

ＣＯＶＩＤ－19パンデミックとリハビリテーション

二〇二〇年よりパンデミックとして広がったＣＯＶＩＤ－19により、世界中の医療機関だけでなく、経済、社会の活動すべてが制限を受けた。個人においても様々な行動制限を受け、生活様式を大きく変える必要が生じた。

その中でリハビリはＣＯＶＩＤ－19感染重症者の回復に寄与した。ＣＯＶＩＤ－19感染重症者は人工呼吸器やメディアでも話題になった「体外式膜型人工肺（extracorporeal membrane oxygenation：ＥＣＭＯ　エクモ）」によって呼吸を管理することが必要になる。これらの機器は一般病棟では取り扱いが難しく、通常は集中治療室における管理が必要になる。集中治療室に長期間在室していると、集中治療室後症候群を発症する。即ち四肢の筋力・運動機能の低下、内臓の機能低下、そして認知機能の低下である。

リハビリは、この集中治療室後症候群の発症を防ぎ、集中治療室退室後に速やかに元の生活に戻す事に寄与した。また人工呼吸器や様々な点滴が繋がった状態でも、座っている時間を長くし、筋力強化、可動域トレーニングを行うことで身体的な機能低下を防止した。リハビリ専門職との会話やコミュニケーションによって精神症状の発症を抑え、退室後の生活のビジョンをイメージすることは、将来に対する不安の払拭にも繋がった。そして、入院期間の短縮や日常生活への復帰、職場復帰などを促進することに貢献したのである。

世界的パンデミックによる身体機能低下

しかしながらCOVID-19パンデミックにおいて、多くの患者、一般の人に身体機能低下がみられたことは忘れてはならない。

リハビリにおいては患者の手足に触れ、関節の曲げ伸ばしをサポートするなど、身体的接触場面が多い。また力を入れる際には、大きな声で、患者の耳に口を近づける。このように濃厚な接触を必要とするリハビリは、COVID-19感染蔓延防止の「密を避ける」

方針によって、最も大きな影響を被った。

　また、様々な疾病で外来受診している患者も大きな影響を受けた。電話再診という遠隔治療によって、患者と医療者との接触が失われて、多くの弊害が生じた。また通院による外出機会が失われることによって、ますます運動機能の低下に拍車がかかった。地域活動の低下によって社会活動、コミュニケーションがなくなり、ひきこもりが助長され、それによる社会的孤立を引き起こしてしまった。さらに病院を受診している方だけでなく、いわゆる健常者においても、この影響は大きい。我々が滋賀県長浜市において行った六千四百名を対象にした調査でも、政府の推奨した行動制限により、膝の痛みを訴える方がより多くなり、運動をしていない方はより下肢機能障害が進むという結果を得た〔10〕。その影響は高齢であればあるほど大きかった。

　このような社会活動の制限は高齢者だけではなく、健常な若年者にもその影響が現われている。テレワークなどで一日中パソコンを前にしていることによって、下肢の筋力が低下し、筋肉の柔軟性や骨の強さが低下する。厳しい行動制限によって骨が弱くなり、子どもの下肢の骨折が増加したという報告もある。通勤や通学をするだけでも、一定の運動量を得られるが、それらがなくなることで持久力が低下する。コンピューター画面や携帯電話を通したコミュニケーションに慣れてしまうことによって、対面でのコミュニケーション能力も低下した。

コロナウイルス感染症が「5類」に移行して、このような弊害は徐々に解消するであろう。しかし今後も様々な感染症によって同様のことはいつでも起こりうる。その時にどのようにすべきか、今回の反省をもとに十分検討する必要がある。

破壊に対して立ち上がった市民の力

戦争や感染症は社会にも、個人にも、大きな破壊をもたらす。しかし人々はこれまでの歴史の中で、破壊された瓦礫の中から立ち上がることで、強さを身につけ、破壊の原因となった過ちを探し、その過ちを繰り返さないための努力を行ってきた。その副産物として新たな政治思想、社会制度、そして医療が発展してきた。リハビリも戦争や感染症の副産物といえるものであるが、リハビリは戦争や感染症による破壊に対して立ち上がった市民の力によるものだ。

様々な感染症はこれからも地球上に存在し、「ウクライナ―ロシア戦争」のような戦争や感染症はこれからも出現する可能性がある。それによって新たな社会的課題や医療的問題はこれからも出現するであろう。そうであってもリハビリの「再び適した状態になること」「本来あるべき状態に戻る」の理念を忘れなければ、再び立ち上がることが出来る。

さらに現代の医療は、これまでのような一部の「病人」だけを扱うのではなく、高齢者を代表としたすべての年代のすべての人の健康に対して行われるものになりつつある。「健康」に潜む問題を、なるべく早く見出し、なるべく早く対処することが、すべての人の健康を保つ最大の方法であるからである。その点でリハビリは、どのような状態においても最も有効な治療手段の一つであり続けるであろう。

▼コラム　眠ることと運動すること

運動と対極にある睡眠とは、私たちにとってどのような意味があるのだろうか。

進化論的には、睡眠は脳の発達と直結している。脳のない動物はいないが、脳のない生物は眠らない。一方睡眠時に動物は攻撃に対して極めて脆弱な状態になるため、捕食されるシマウマは一日三時間ほどしか眠らないのに対し、捕食者のライオンは一日十三時間も眠るという。ではヒトの場合はどうかというと、生物学的に脆弱なヒトだが、一日七時間から八時間もの睡眠を必要とする。その理由は主に二つある。一つは記憶の合成と統合を助けること、もう一つは脳内のβアミロイドタンパク質（注4）のような老廃物を洗い流すことである。即ち睡眠は、危険を犯してまで認知機能や脳の機能を向上させる必要不可欠なトレードオフなのだ。

それではヒトは本来一日何時間眠る必要があるのだろうか。多くの報告から、前述の七時間程度の睡眠時間をとっている人は、それより短い人だけでなく長い人よりも寿命が長い傾向があることが裏付けられている。睡眠は短いのも長いのもあまりよくないのだ。しかし眠ろうと思っても眠れない人はどうなのだろうか。

不眠症は肥満、糖尿病や心臓病を悪化させるだけでなく、がんの発生とも関係するという。ただし心配をしないで頂きたい。個人的な睡眠パターンは非常に多岐多様であることがわかっていて、それぞれの人にあった睡眠パターンで眠ればよい。ただし睡眠薬の常用は危険である。それでは薬に頼らず夜眠りやすくする方法はないだろうか。その最強の処方箋が「運動」である。運動は副交感神経の作用を強めて眠りやすくする。さらに規則的な運動はより効果がある。逆によく眠ることで運動能力も向上し、免疫反応も向上すると多くの研究で証明されているのである。（伊藤）

注1　ガレノス　ローマ帝国時代のギリシアの医学者。豊富な臨床経験と解剖実験を通じて、それまでの医学を体系化した。その学説はその後ルネッサンス期まで約千五百年の長きにわたりヨーロッパ及びイスラム世界で支配的なものであった。

注2　Royal Central Institute of Gymnastics　障害者に対する理学療法だけでなく、健常者やスポーツとしての運動学も教育された。それが"Gymnastics"（体操）という言葉に表われている。

注3　ポリオ　急性灰白髄炎とも呼ばれる、ポリオウイルスによる感染症である。十八世紀頃から流行の記載がみられ、一九五〇年代までしばしば世界中で流行した。多くは感冒様症状で治癒するが、髄膜炎の症状が出て、それが十二か月以上持続すると下肢麻痺や変形など永続的な後遺症を残す可能性が高い。

注4　βアミロイドタンパク質　脳内で作られるタンパク質の一種。アルツハイマー型認知症の発症に大きく関わっているとされる。脳の神経細胞が働くことにより蓄積する代謝物として知られ、睡眠や運動で脳内から排出される。

参考文献

［1］Tipton CM : The history of "Exercise is Medicine" in ancient civilizations. *Adv Physiol Educ* 38(2) : 109–117, 2014

［2］Tissot CJ : *Gymnastique Médicinale et Chirurgicale* Bastien, 1780

［3］久保俊一著「リハビリテーション医学の未来像——医師や療法士に期待されること」近畿理学療法学術大会誌　第46号　二〇一六年

［4］Mock HE : Reclamation of the Disabled from the Industrial Army. *The Annals of the American Academy of Political and Social Science* 80(1) : 29-34, 1918

［5］Farrell M and Mobley MM : *Mary McMillan : The Mother of Physical* Therapy. Story Terrace, 2020

［6］Kinney CL and DePompolo R : "Rehabilitation… a key word in medicine" : the legacy of Dr. Frank H. Krusen. *PM R* 5(3) : 163–168, 2013

［7］ハワード・ラスク著、石沢英司訳『リハビリテーション医学の父——ハワード・ラスク自叙伝』第一版　筒井書房、二〇〇四年

[8] 田澤英二著「講座　義肢の進歩の歴史とこれから」日本義肢装具学会誌　30巻2号　一〇五－一一二頁　二〇一四年

[9] 花村春樹訳著『「ノーマリゼーションの父」N・E・バンク－ミケルセン：その生涯と思想』増補改訂版　ミネルヴァ書房、一九九八年

[10] Morita Y, et al: Physical and financial impacts caused by the COVID-19 pandemic exacerbate knee pain: a longitudinal study of a large-scale general population. *Mod Rheumatol.* 33(2): 373–380, 2023

参考図書

西野精治監修『眠れなくなるほど面白い　図解　睡眠の話』日本文芸社、二〇二一年

第二章

運動器の構造と障害

——骨・関節・筋・神経の連繋

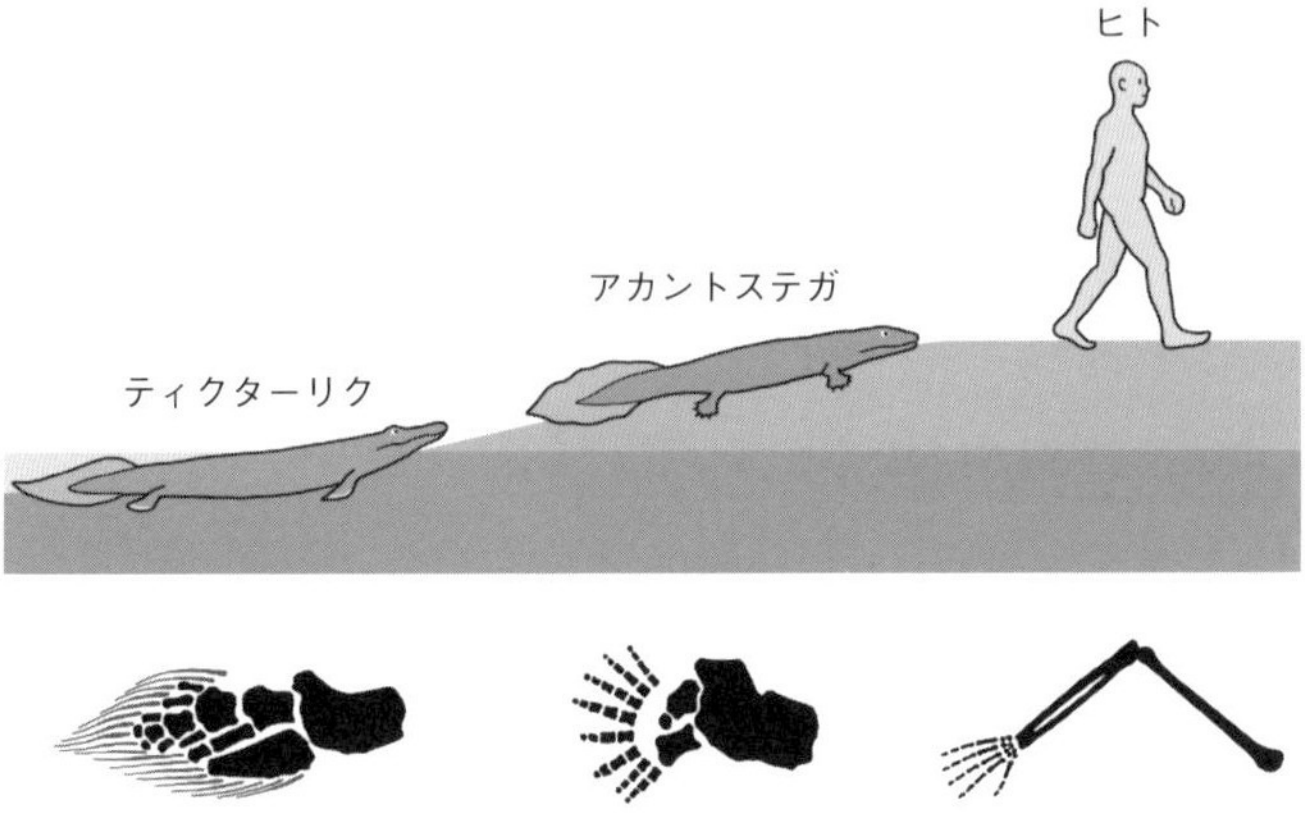

図2-1　最古の陸上動物
ヒレから四肢へ。JT生命誌研究館ホームページより。

骨の役割、構造・種類

運動の障害を理解し、リハビリを行うためにまず知るべきなのは、運動器の構造である。運動器のうち最も重要なのは骨である。

陸上の動物において、骨の最も重要な役割は、重力に抗して身体を支えることである。この重力に抗するという役割を骨が達成したことで、脊椎動物は地上に進出することが可能になった（図2－1）。逆に重力に抗しようとすることで骨が発達していったとも言える。月による潮の満ち引きの作用により、水のない環境に繰り返し曝された魚類の一部が四肢を発達させた。そしてそのためには骨の発達が必須であった。運動をする時に、その運動は直接骨がもたらすものであるし、それと同

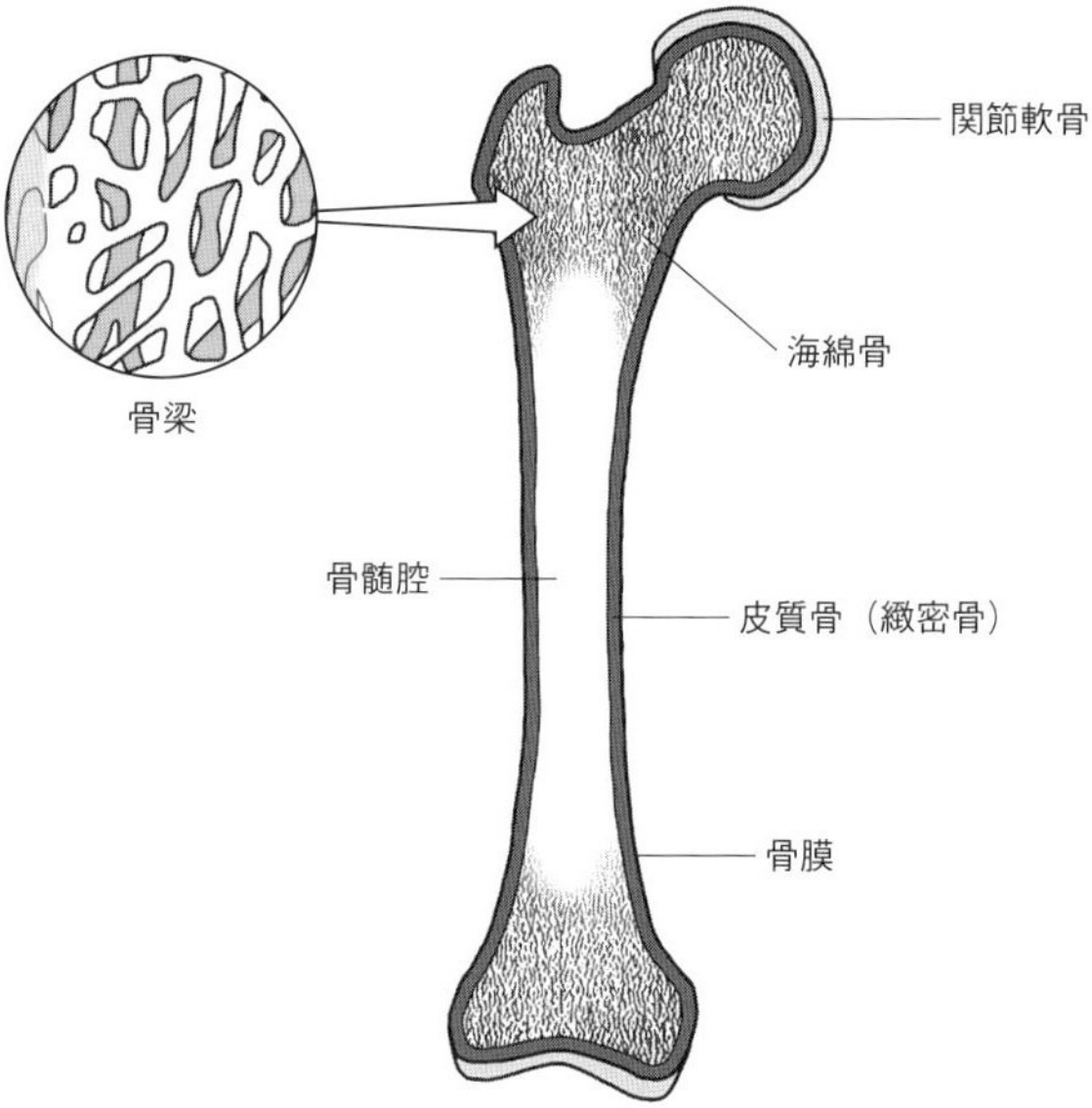

図2-2　骨の構造（大腿骨）

皮質骨によりなるべく強く、海綿骨構造によりなるべく軽く。『骨とはなにか、関節とはなにか』より。

時に運動は骨に刺激を与え、骨を強くしているのである。骨粗鬆症《こつそしょうしょう》において、どんな治療薬にもまして重要な「治療」が運動である理由もそこにある。

骨には強さが必要である。ただし強さと同時に軽さが必要がある。重ければそれだけ動きが遅くなって捕食者に狙われやすくなるし獲物を取り逃す可能性も高くなる。そのため骨の構造は、骨の外殻をなす皮質骨《ひしつこつ》（緻密骨とも呼ばれる）と、骨の内部を構成する海綿骨で構成される（図2－2）。皮質骨でその強度を担保し、内部の構造はなるべく少なくして軽さを達成しているのである。そしてその構造は一生決まったものではなく、運動をすれば必要な部分は強くなるし、運動しなければ弱くなる。安静の後に運動が必要な理由の一つである。

<下肢>

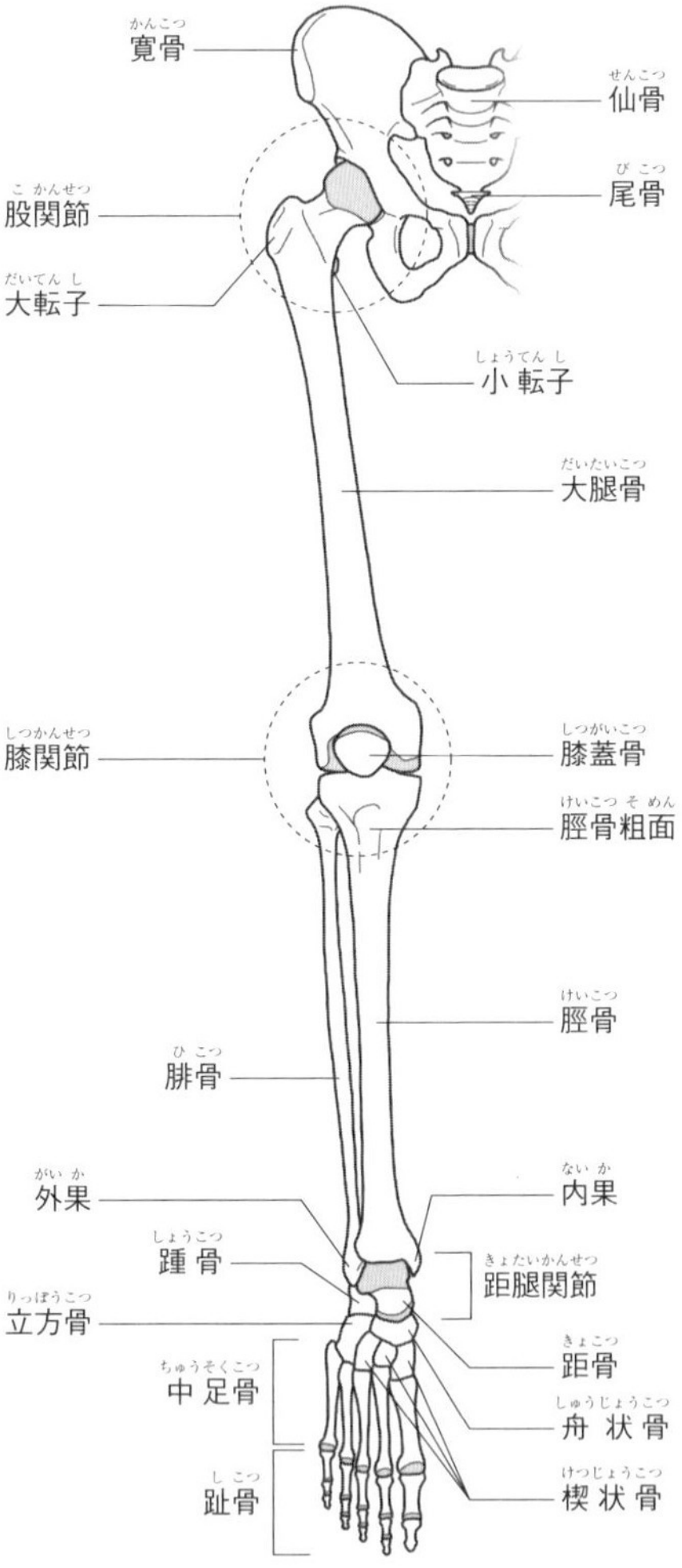

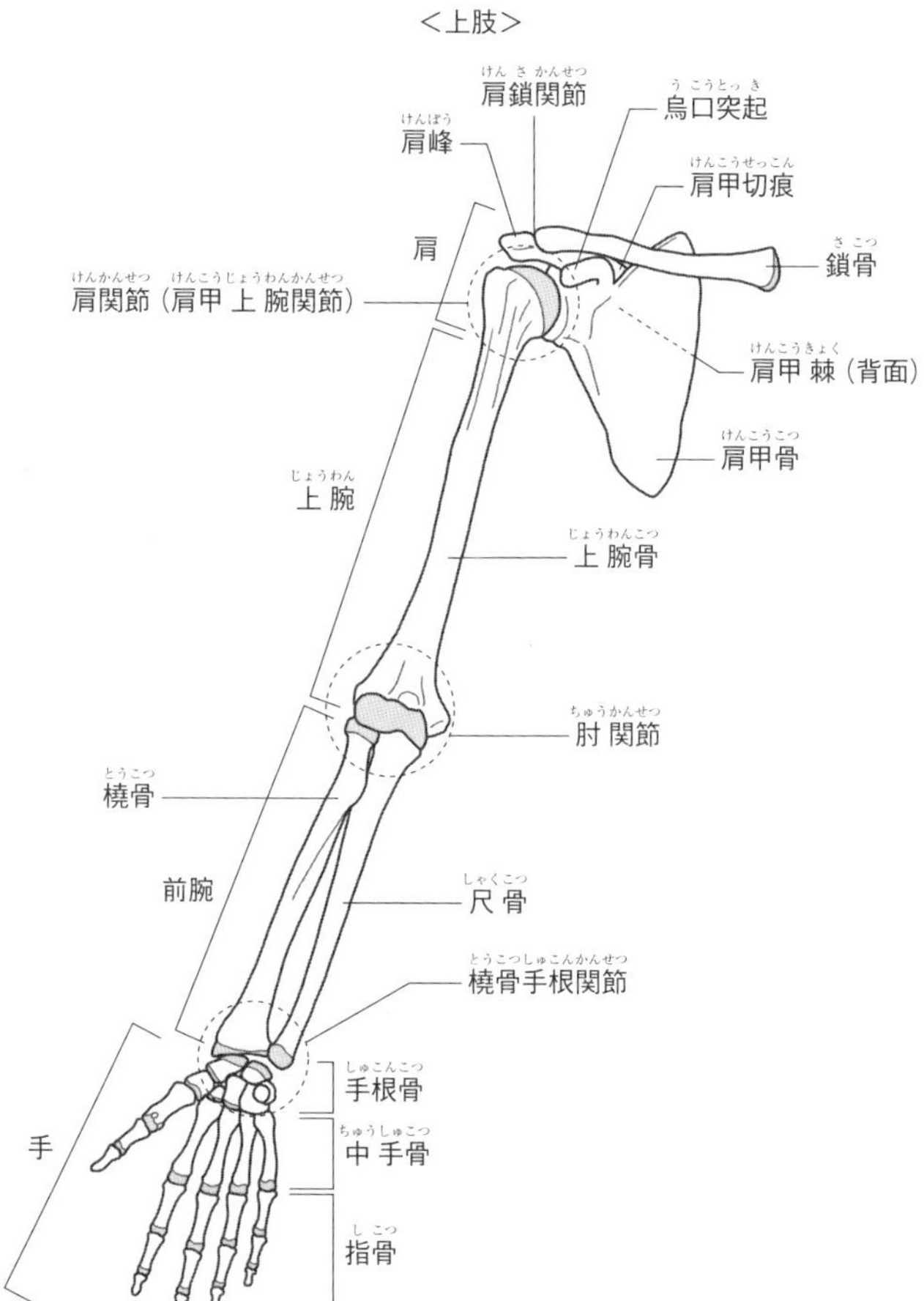

図2-3　上肢と下肢の骨と関節

おおむね上肢と下肢は対称的である。長い骨が二組繋がり、その先に細かい骨が付属する。『骨とはなにか、関節とはなにか』より。

骨にはいろいろな種類がある。人は平均二百六個の骨を持つと言われている。このうちリハビリをする上で、知っておいた方がいい骨のメンバーについて簡単にまとめる。図2－3に、脚の骨（下肢の骨と関節）と腕の骨（上肢の骨と関節）の全体像を示した。上肢と下肢の骨はほぼ対称構造を成していて、肘ないし膝を挟んで長い骨が頭側に一つ（上腕骨及び大腿骨）、先端側に二つある（橈骨《とうこつ》、尺骨《しゃくこつ》及び脛骨《けいこつ》、腓骨《ひこつ》）。そして先端側の長い骨の先に、細かい骨がたくさん付属する構造となっている。即ち長い骨のセットで身体を大きく動かしており、先の小さな骨で細かい動きを達成している。例えばボールを投げる時に、スピードは主に長い骨の動きが担い、コントロールは短く細かい骨の動きが達成するのである。

骨同士を繋ぐ関節

身体を動かす時には、骨同士が連繋して動かなければならず、その連繋を担っているのが、骨同士を繋ぐ「関節」である。関節には骨同士を連結する強さとともに、骨同士をスムースに動かす滑らかさが必要である。その役割を果たすために、関節は特殊な構造を持つ（図2－4）。まずそれぞれの骨の先端部は関節軟骨で被われる。そして関節軟骨同士の摩擦係数を低くするために重要な関節液を貯留するため、関節はいずれも関節包と呼ばれる膜で包まれ、袋構造をなしている。さらに関節を繋ぐ重要な構造として靭帯《じんたい》がある。スポーツにおいてよくみられる足首（足関節《そくかんせつ》）の捻挫は、主に前距腓靭帯《ぜんきょひじんたい》と呼ばれる靭帯の損傷である。

この靭帯の存在意義は明確で、関節の動きを制限し、同時に安定性を担う。関節は動け

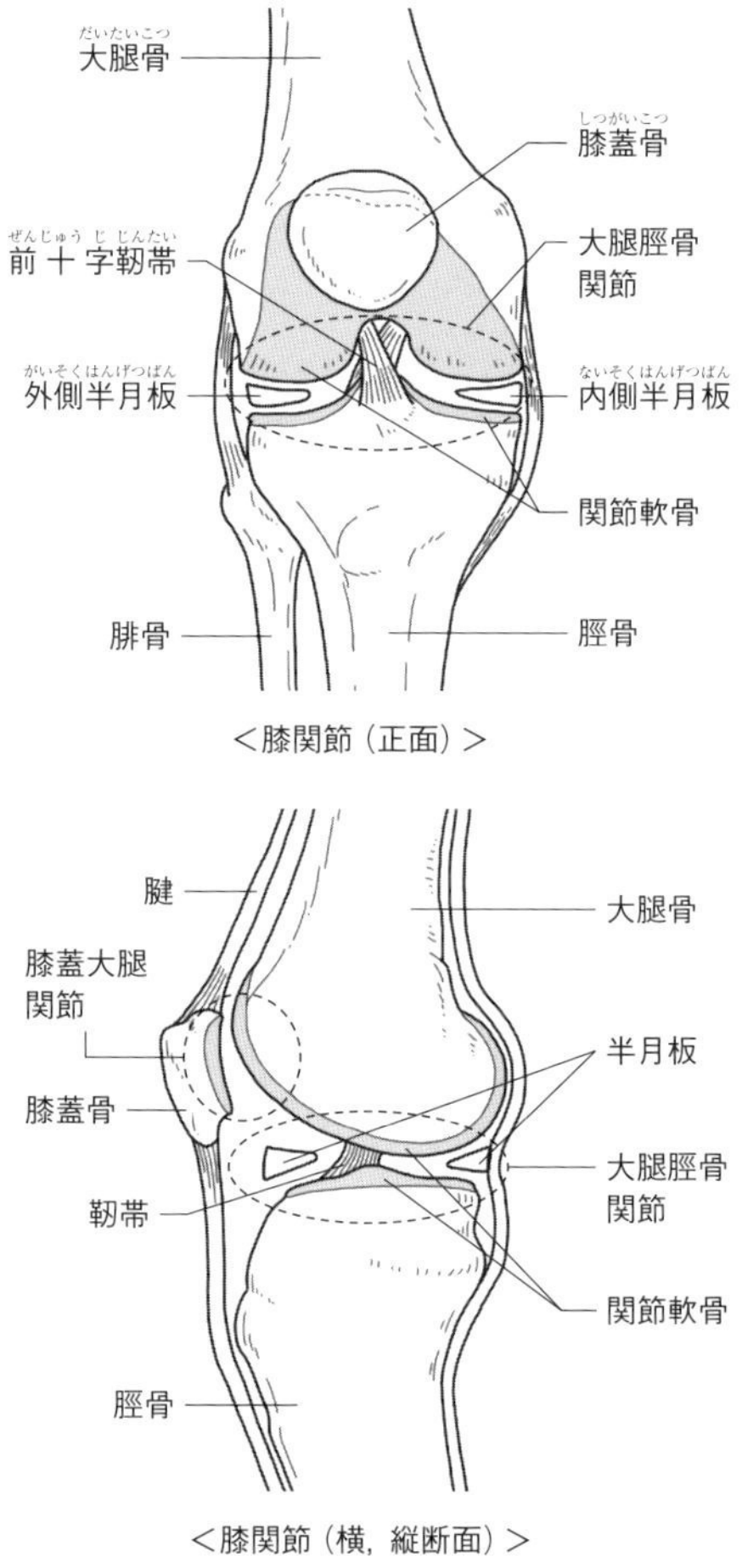

図2-4　膝関節の構造

関節表面は関節軟骨で被われ、靭帯が動きを制動する。『変形性関節症』より。

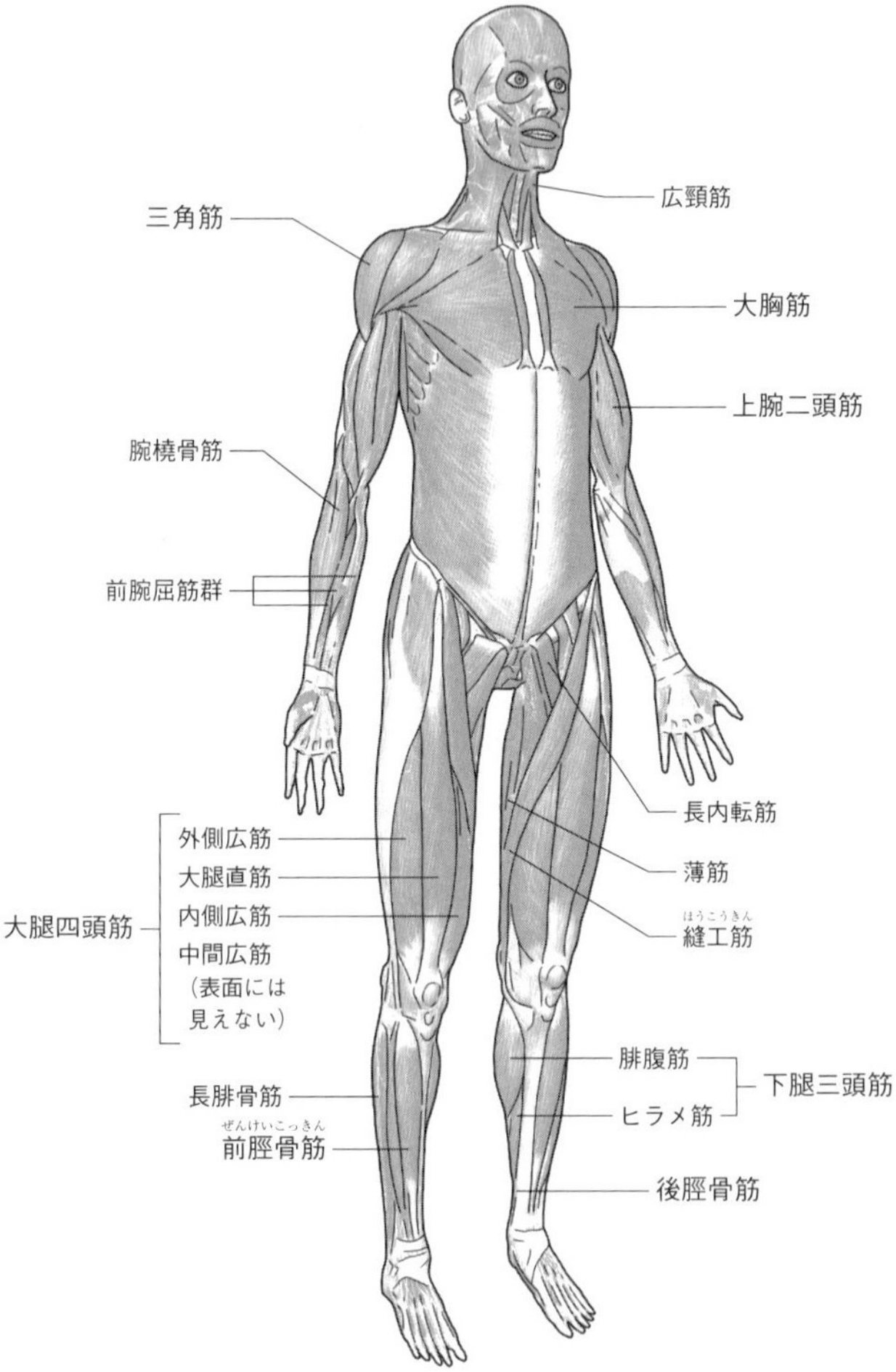

図2-5　全身の主な筋

特にリハビリテーションにおいて重要な筋を挙げた。

ば動くほどいいように思うかもしれない。しかし手足の先（末梢）の関節では、広い関節の動きよりも、必要な特定の方向への動きのみが重要で、不必要な動きを制限しているのが靭帯である。

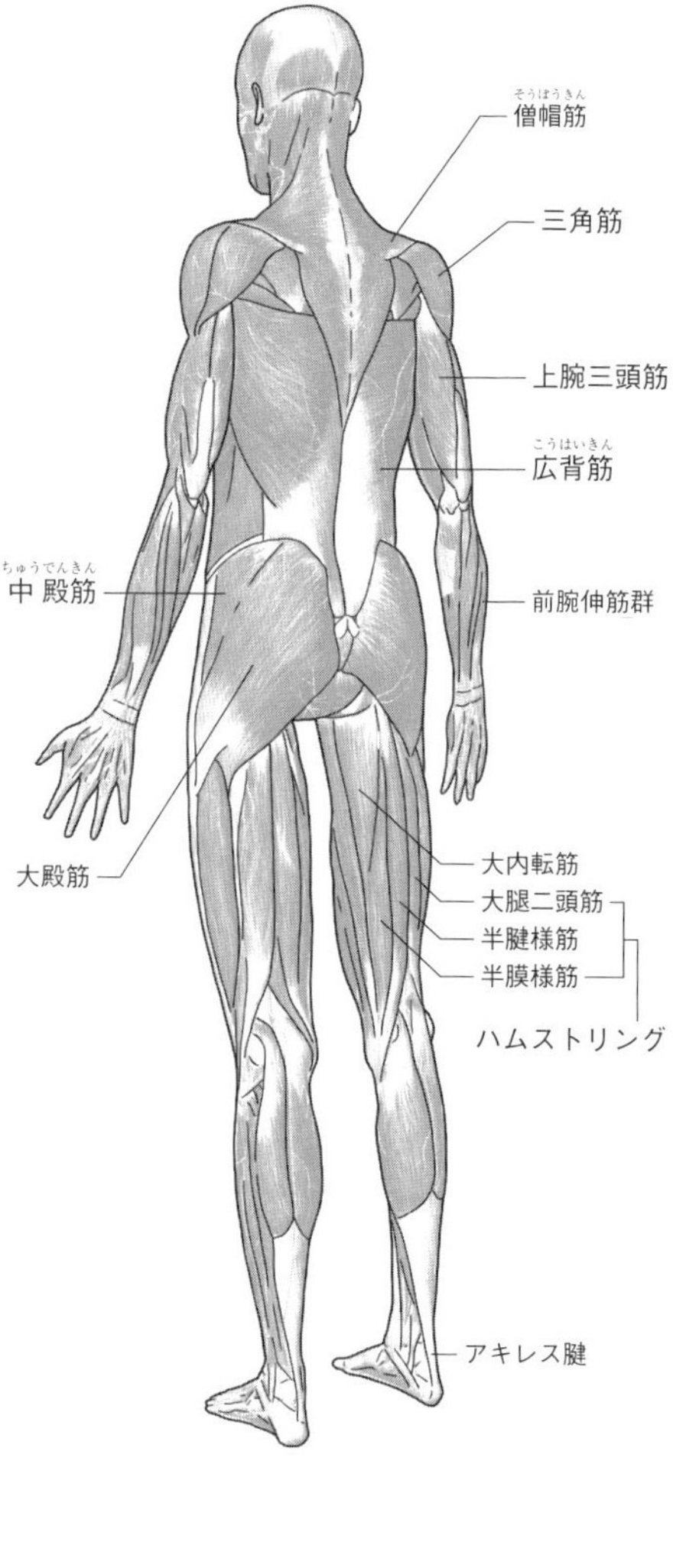

骨を動かす筋

次に筋（筋肉）について見てみよう。骨を動かしているのは筋である。そしてほとんどの筋は、ある骨から別の骨に橋渡しのように繋がっている。即ち一方の骨に対して一方の骨を近付けたり遠ざけたりして、身体に動きを生じさせているのである。図２－５に全身の主な筋を示した。筋の名前のいくつかは、日常生活でも使われているし、スポーツ選手の損傷の報道などで知っている方も多いであろう。一つ重要なポイントは、ほとんどの筋は対になって存在する、ということである。即ち太ももの前面にある大腿四頭筋に対して、太ももの後面にはハムストリングと呼ばれる筋群が存在する。役割はほぼ逆で、前者により股関節は屈曲し、膝関節は伸展し、逆に後者によって股関節は伸展し、膝関節は屈曲する。対になっている意義は明快で、関節を伸ばす筋があれば曲げる筋も必要だということである。そのため筋力訓練においても、対になった筋をバランスよく鍛える必要がある。

筋の最大の役割は骨を動かすことで、身体に動きを生じさせることである。もう一つ重要なのは、収縮（緊張）することで身体を安定させる役割がある。背筋はその代表である。次が内臓保護の役割である。腹筋はその代表で、骨の保護がない腹部前面においては、外力から腹部臓器を守る役割がある。

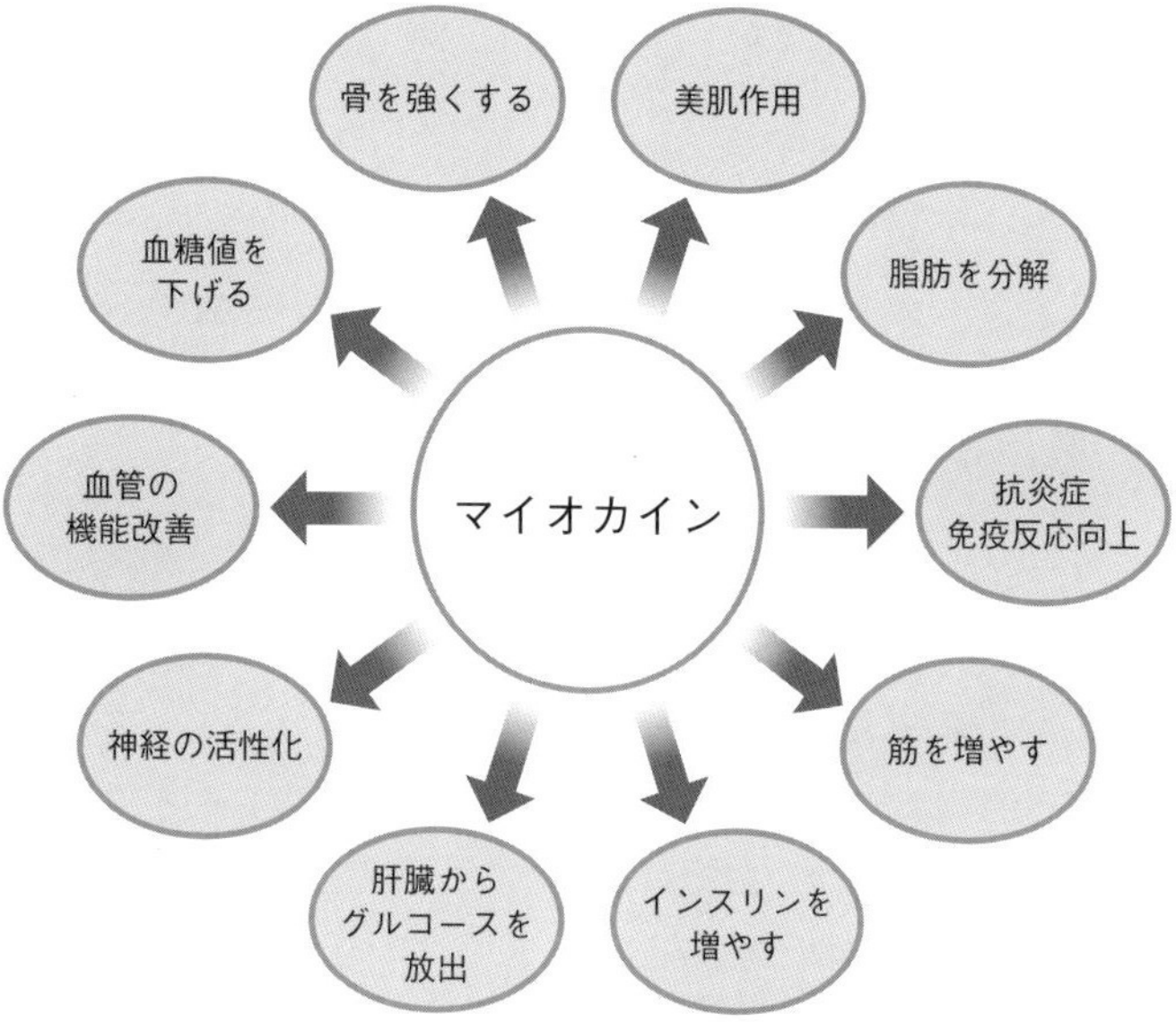

図2-6　マイオカインの様々な役割
運動することにより血中に分泌され、皮膚や血管を含めた全身の老化を防ぐなど様々な効果をもたらすと考えられている。参考文献［1］より。

さらに筋には、血液循環を促す作用がある。長時間飛行機に乗った時などに起こるエコノミークラス症候群を予防するために、足部を動かす運動が勧められるが、それは足を動かして筋を使うことで、筋によるポンプ作用により循環を促し、血栓が出来るのを防ぐためである。筋が第二の心臓といわれる所以である。また筋には、筋からのメッセージ物質、マイオカイン（図2－6／注1）を血中に放出する役割がある。最近の研究では、マイオカインには炎症を抑制するなどの様々な作用があることも示されている。たとえ筋力が上がらなくとも、これらの作用を得るために筋は常に使った方がいい。

運動器障害の主要な原因の一つが筋力が弱ることで、そのために筋力をつけるないし鍛えることがリハビリの主要な目標の一つである。また一つの筋だけでなく、通常は複数の筋を使って運動、作業の練習を行う。

筋力を鍛える

さて筋力を鍛えるとはどういうことだろうか。主に二つの目的があると考えられる。見かけ上の筋の形や太さ、即ち筋量を増やすという形態的な目的と、筋による作用、例えば握力を強くするというような機能的な目的である。筋には、収縮速度によって速筋線維と遅筋線維があることが知られているが、筋力訓練で太くなるのは主に速筋線維であることがわかっている。逆にふくらはぎのヒラメ筋などは遅筋線維が多いため、筋量の増加は得られにくい。しかし明らかに太くならなくてもトレーニングによりその筋の最大筋力は上がるため、継続的にトレーニングを続ける必要がある。

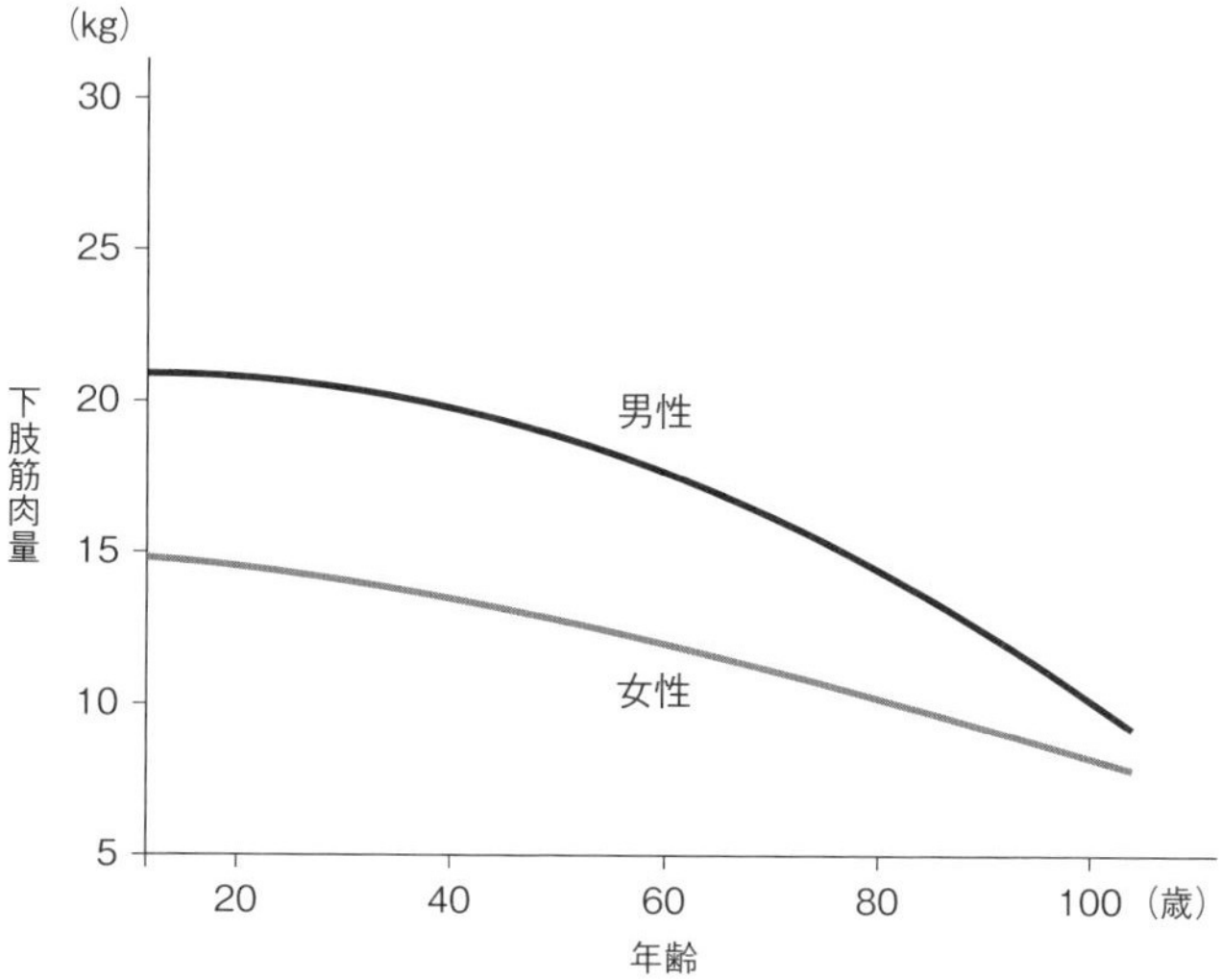

図2-7　骨格筋量の年齢別男女差

女性の方がすべての年齢において少ないため、より積極的に筋力訓練をした方がいいが、男性も高齢になると急激に落ちるため、早めに訓練を始めた方がよい。参考文献[3]より。

また筋は高齢者でも増やすことが可能で、八十五歳から九十七歳の高齢者に行った研究では、十二週間で速筋線維が二二パーセント増加したと報告されている[2]。年齢を重ねて動きが鈍くなるのは、筋力低下による加速能力の低下が原因と考えられているため、筋力を鍛えれば動きの素早さも回復させることが出来る。またトレーニングで速筋線維を鍛えるためには、その筋に持続的に力を加えながら伸ばしながら使うことが有効であること、また強さは八回から十回くらいで疲労限界を迎えるような負荷強度でトレーニングをするのがよいこともわかっている。

一方、遅筋線維は持久力をもたらす筋であり、有酸素運動（酸素を取り入れながらエネルギーを産生する）でよく働き、これを鍛えることでミトコンドリアの機能向上、基礎代謝量の上昇、活性酸素の減少に有効で、肥満、Ⅱ型糖尿病の発症予防や長寿に繋がる筋線維とされている。

筋力・筋量は女性の方が少ないため、若い頃からトレーニングが必要であるが、男性においても六十代を過ぎると特に下肢筋力が急激に低下することから、特に高齢者は早めに日常的なトレーニングを開始した方がよい（図2－7）。

筋力トレーニングに適した食事とは

筋力トレーニングに適した食事はあるのだろうか。まず筋は、使うことで一部の筋線維が刺激されまたは壊れ、それが修復する過程で強くまた太くなることがわかっている。そのため、修復する時に筋を作るための栄養素が必要であり、それは主にタンパク質と糖分である。特にタンパク質は重要で、運動後三十分以内に二〇グラムから三〇グラムのタンパク質を摂取するのがよい。

タンパク質源は肉類がその代表であるが、貝類にも多く含まれる。また運動直後に食事をすることが難しい場合は、コンビニでも売られているタンパク質入りのサプリメントや

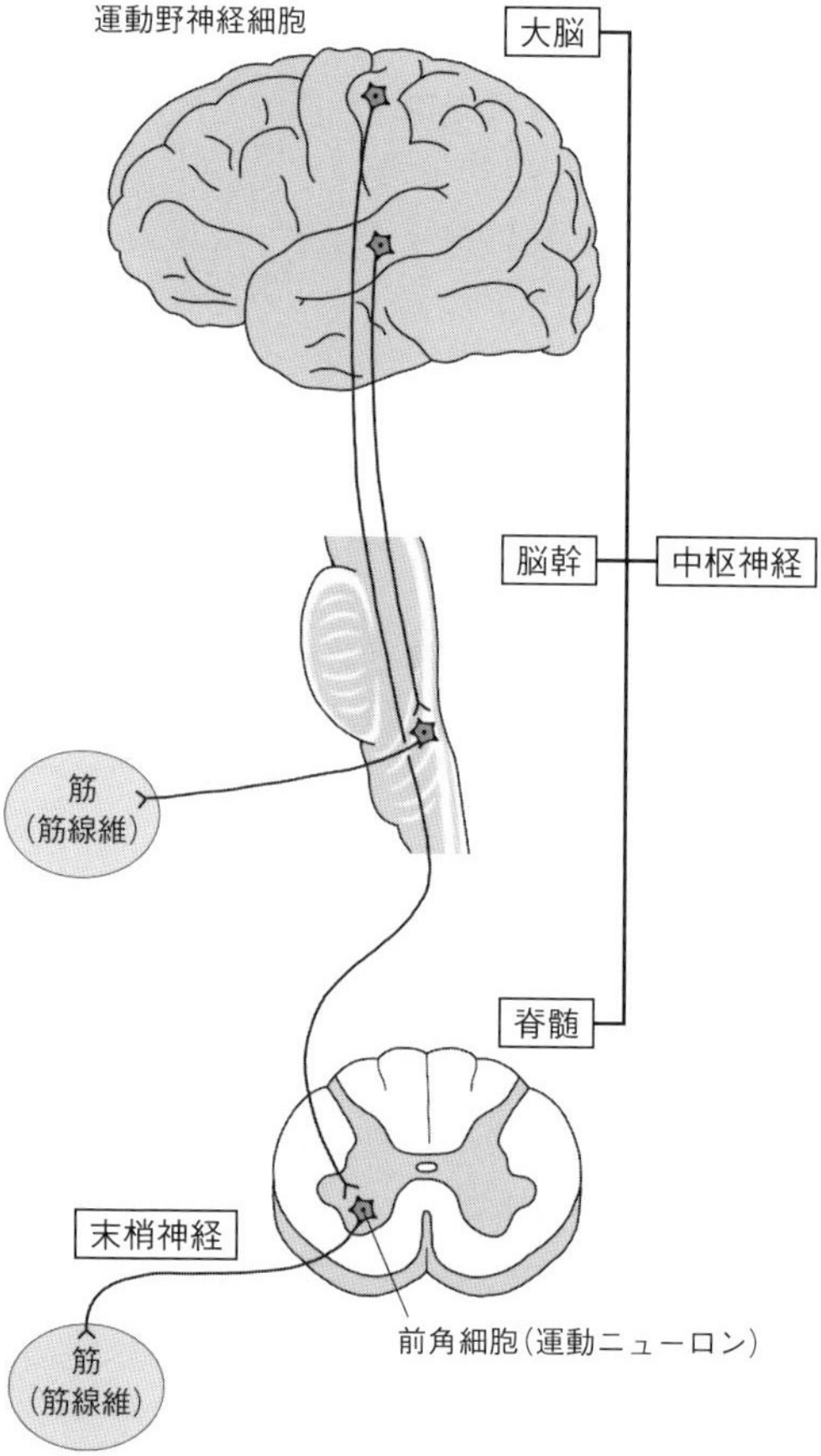

図2-8　脳から筋への神経支配と中枢神経から末梢神経への信号伝達
慶應義塾大学病院 医療・健康情報サイト「KOMPAS」より。

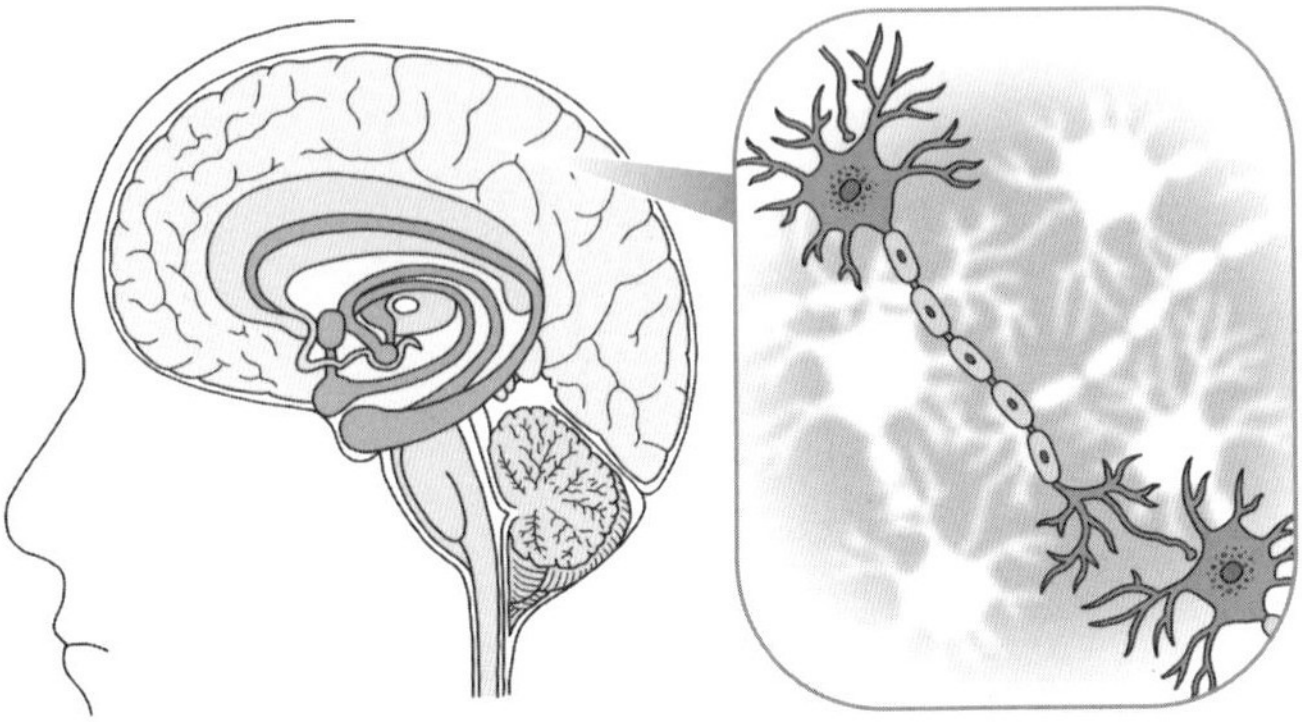

図2-9　中枢神経における神経ネットワーク
脳内では数百億の神経細胞がネットワークを作っており、信号の強弱や頻度によって可変され、より効率的に信号を伝えられるようになると考えられている。

スポーツジェルでもよい。同時に糖質も摂る必要があり、糖質制限は筋修復を妨げ、かえって筋量が減ることがわかっているため、特に運動後には適切な量の糖質摂取が必須といえる。これらの運動後の栄養素の摂取は、筋肉痛の予防に有効であることも知られている。運動後にはぜひ積極的な栄養素の摂取をお勧めしたい。

筋を動かす神経

筋を動かすためには、脳からの指令が必要である。それを担うのが神経である。即ち脚を前へ出そうと思った時に、脳からの指令（伝達）が脊髄を通って脚の筋肉に指令を送り、例えば大腿四頭筋が収縮することで股関節が屈曲し、脚が前に出る。即ちこの経路のどこかに障害があると脚を前に出すという運動は行われないことになる。それは脳の異常（例えば脳梗塞）、脊髄の異常（例えば脊髄損傷）、末梢神経の異常（例えば大腿神経麻痺）などのいずれによっても起こり得る（図２－８）。

ここで、中枢神経と末梢神経について簡単に述べる。

中枢神経とは、脳から脊髄までの神経組織を指し、文字通り中枢（頭側）にあって指令を出す神経である。神経細胞を持ち、生後発達に伴って様々にネットワークを再編していくが（図２－９）、神経細胞は再生能力が高くない。

それに対し末梢神経は、脊髄から出て筋に至るまでの神経のことである。たくさんの神経線維から構成されているが、一本一本の神経線維について、細胞成分は脊椎近傍に存在していて、脊椎近傍の神経細胞から筋まではその枝でしかない。しかし逆にその一部に損傷を受けても、修復は可能である。

運動神経・感覚神経・自律神経

筋に到達して筋を収縮させるのは運動神経と言われるが、末梢神経には他に、感覚神経（知覚神経）と自律神経も存在する。感覚神経は文字通り、触った感覚などを脳に伝える神経であるが、筋においても損傷を受けた時に痛みとして損傷を感知する侵害受容器が存在し、警報装置の役割を果たしている。それだけでなく、運動により乳酸などの代謝物が蓄積するとそれを感知し、脳に伝えることで下垂体から成長ホルモンなどを分泌する。

また自律神経は身体に広く存在するが、筋においては血管を収縮・拡張したり、使っている筋周囲の皮膚の汗腺を広げたり閉じたりといった身体機能の調整を担う役割がある。因みに骨にも神経が分布していることが知られており、骨の痛みを感じる感覚神経や骨の血管を支配する自律神経だけでなく、反対に脳からの神経刺激によって骨は強くも弱くもなると考えられている。

そして重要なのは、この神経ネットワークは可変性があるということである。筋ないし手足を使っていると、その神経ネットワークを可変することでよりよく筋を使うことが出来るようになる。それがトレーニング効果が得られる重要な理由の一つである。因みにこの神経ネットワークの構造と仕組みは、現在のＡＩ研究とその発展に重要な参考となっている。

怪我と病気

さて運動器について学んだところで、代表的な運動器の障害を知ろう。

誰もが知っていて、また大なり小なり経験があるのが怪我である。これは運動器の急性障害の代表選手といえ、骨なら骨折、関節なら脱臼や靭帯損傷、筋なら肉ばなれ（筋断裂）や腱損傷（肩腱板断裂など）、神経なら脳損傷、脊髄損傷、末梢神経断裂などがあげられる。またこれらは複合的に損傷することもあり、骨折と脱臼が同時に起こる脱臼骨折、骨折と神経損傷が同時に起こる脊髄損傷などが挙げられる。物理的に切れたり折れたりしていなくとも、それぞれの部分に急性炎症が起こることもある。代表的なものが突然激しく関節を使った後に起こる急性関節炎である。運動会で突然走った後に膝が腫れて痛くなる症状などがこの急性関節炎である。また急性発症とは限らないが、過剰な運動器の使用によって起こる、足底腱膜炎、手指や手関節などの腱鞘炎、テニス肘と呼ばれる上腕骨外側上顆炎なども日常でよくみられる疾患である。

また怪我でなくとも運動器の障害が起こる病気も多い。急性発症のものとしては、細菌が関節内に入って起こる化膿性関節炎、関節内に沈着した結晶が炎症を誘発する痛風や偽痛風などがある。また腰椎や頸椎の椎間板ヘルニアも、突然に発症することが多い。

しかしなんと言っても多いのが、慢性の運動器障害である。加齢に伴って運動器が徐々に変性し、障害を起こすようになる。代表的なものとして、関節の障害である変形性関節症、脊椎の障害である変形性脊椎症などがある。変形性関節症は膝関節が代表的であるが、手指関節にもかなり多いし、股関節や足関節に発症すると手術が必要なことも多い。脊椎は病態によって病名がまちまちであり、変形性脊椎症以外にも脊柱管狭窄症、腰椎すべり症、椎間板障害などがあるが、その根本にあるのは脊椎の変性変化である。

連繋の障害

運動器の障害の中でやや特殊なものとして、運動器同士の連繋を阻害された疾患もある。例えば脳の障害であるパーキンソン病は、筋の収縮と弛緩がスムースに起こらないために、歯車様筋強剛と言われる断続的な筋収縮と弛緩がみられるし、姿勢反射障害と言われる身体のバランスが取りにくく立ち止まりにくいなどの症状を起こす。

また起立性低血圧は、立ち上がった時に、自律神経による血管調整が不十分で下肢の血管を収縮出来ず、低血圧による立ちくらみなどの症状を生じるものである。しかしそのような連繋の障害も、リハビリをすることで改善は可能である。

内臓に伴う障害

内臓とは、肩からお尻までの身体の中にある臓器の総称で、比較的表面にある筋、骨格と血管以外の臓器のことである。具体的には肺、心臓、消化管、肝臓、膵臓、腎臓、生殖器官などがあげられる。内臓は運動器ではないのでは？　と思われるだろうし、その通りであるが、これらの内臓も、運動器と強い関連があることが最近知られるようになってきた。

例えば運動をしなければ心臓や肺の機能はすぐに劣化してしまい、身体を動かすことが出来なくなってしまうことは、日常生活でよく経験する。逆に便秘の時に運動すると比較的解消されやすい。

「身体を動かす」ということは、「内臓を動かす」ことに直結するのだという認識を普段から持って頂きたい。内臓障害におけるリハビリは、第七章で詳しく触れる。

これらの様々な障害を克服するためにリハビリが必要であることは、よくわかって頂けたであろうか。次章から、それぞれの障害におけるリハビリについて、順に述べてゆく。

▼コラム　「運動」は苦役？

「運動」を示す英語にはいくつかある。「motion」「movement」「exercise」「physical activity」などである。このうち、能動的に行う「運動」に一番近いのは「exercise」エクササイズではないかと思われる。もともとexerciseはラテン語のexerceo（エクセルケオー／働く、訓練する、練習する）に由来するが、中世に使われ始めた時は、耕作などの重労働という意味合いがあった。exerciseという言葉は、スポーツなどでスキルを向上させるため、ないし健康を増進するために練習するという意味で長く使われてきたが、to be

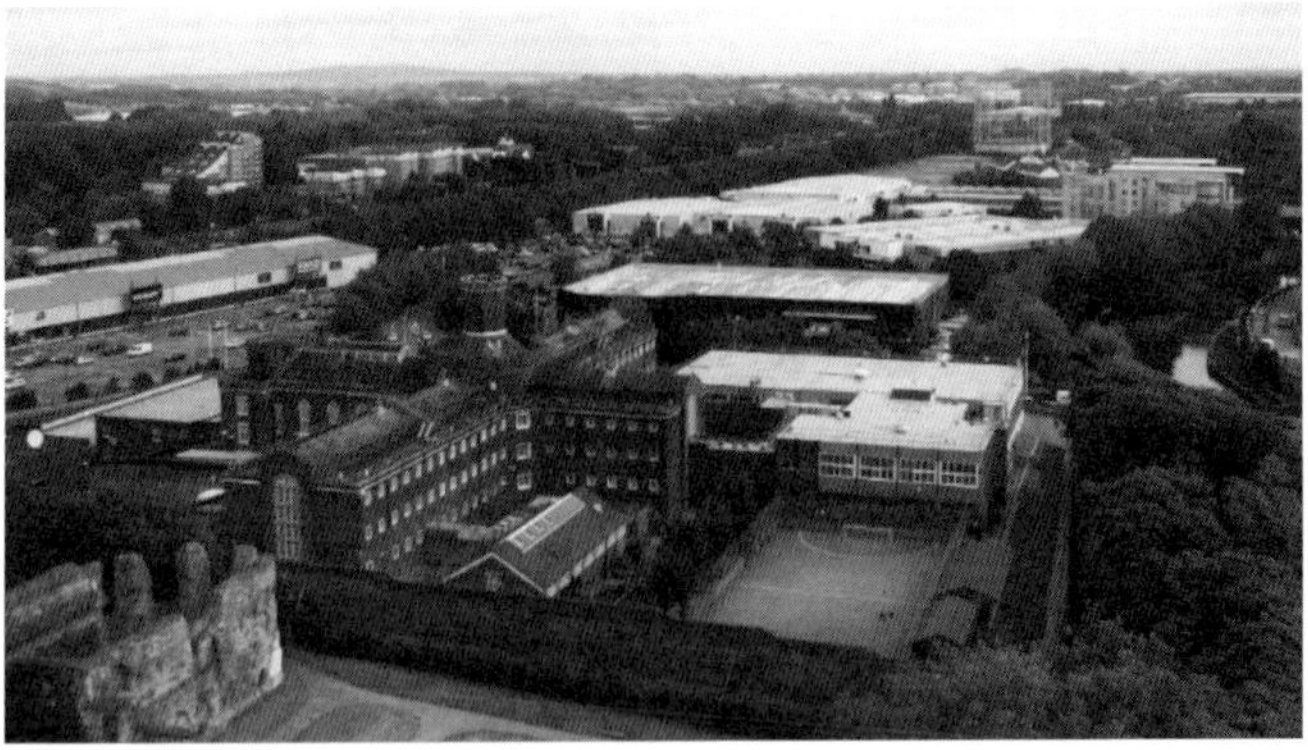

図2-10　写真はオスカー・ワイルドが服役していたレディング・プリズン

exercisedという受け身で使われると、悩まされる、イライラさせられる、不安になるという意味にもなる。

スポーツジムに行くとよくあるトレッドミルは、もともと英国ヴィクトリア朝時代に、囚人を罰し怠けるのを防ぐのに使った道具に由来するという。一八九五年に服役したオスカー・ワイルドもこの「トレッドミル」上を一日何時間も走らされたという。

運動という言葉は現代の文脈ではよいこと、すべきこととされるが、これまでの長い人間の歴史の中では、苦痛、苦役、困難（を伴うもの）という意味合いが強かったのかもしれない。（伊藤）

▼コラム　活動的に座る

カウチポテトとは一般に、ソファに座り込んだまま動かず、テレビなどを見て長時間を過ごす人のことを「ソファ（couch）の上に転がっているジャガイモ（potato）」に例えた表現である。因みに「ポテトチップスを食べながら」という解釈は日本独自のものだそうだ。

米国のある統計によると、若年者は一日の九時間から十時間を、高齢者は十二時間を超える時間座って過ごす。座る時間が長いことは主に以下の三つの理由で健康に悪影響を及ぼす。

一、運動をしていない。
二、血中の糖や脂質が増える。
三、慢性炎症が続く。

特に三つ目が重要である。即ち、座っていると持続的に発生する小さな炎症を抑えることが出来ないのだ。動くことにより筋から抗炎症物質が出て、炎症は抑えることが出来る。現在慢性炎症は、心臓病、糖尿病、アルツハイマー病など、多くの慢性疾患の原因の一つと考えられている。

それでは「良い座り方」はあるのだろうか。ある研究によると、座っている時に短時間でも動く人は、長時間座ったままの人に比べて、炎症の程度が二五パーセント少ないという。死亡率についても同様の報告がある。さらに立つだけでなく軽い家事をすると、一時間あたり百キロカロリーの消費に繋がる。また立って用事をしなくても、座っている間も身体を動かす人は死亡率が三〇パーセント低いとの報告もある。

単純に長時間座っているだけなのはやめて、座っている間も少しでも身体を動かし、途中短い時間でも立ち上がり、何か別のことをしよう。そして平日に長時間、職場で座っている方は、朝夕や週末に「どのように身体を動かすか」が、健康に重要な影響を与える。このことを忘れないように。（伊藤）

注1　マイオカイン　ギリシア語で「マイオ」は「筋」、「カイン」は「作動物質」の意。筋から血中に放出されて、全身の臓器に働くタンパク質の総称。運動の効果をもたらす物質として注目されている。

参考文献

［1］ Severinsen MCK and Pedersen BK: Muscle-Organ Crosstalk: The Emerging Roles of Myokines. *Endocr Rev.* 41(4): 594-609, 2020

［2］ Kryger AI and Andersen JL: Resistance training in the oldest old: consequences for muscle strength, fiber types, fiber size, and MHC isoforms. *Scand J Med Sci Sports* 17(4): 422–430, 2007

［3］ 谷本芳美・渡辺美鈴・河野令・広田千賀・高崎恭輔・河野公一著「日本人筋肉量の加齢による特徴」日本老年医学会雑誌　47巻1号　五二－五七頁　二〇一〇年

参考図書

伊藤宣監修・著『骨とはなにか、関節とはなにか――骨と関節の不思議な物語』ミネルヴァ書房、二〇一六年

「筋肉の科学知識　体づくり編」ニュートン別冊、ニュートンプレス、二〇二一年

伊藤宣監修、伊藤宣・石島旨章・岡崎賢著『変形性関節症――関節が老いたのか、関節軟骨の変性とはなにか』ミネルヴァ書房、二〇一七年

伊藤宣監修、播广谷勝三著『変形性脊椎症――背骨の痛み、どうして痛いのか、痛みと付き合う法』ミネルヴァ書房、二〇一七年

第三章

怪我の後のリハビリテーション

——怪我からどのように回復するのか

怪我を「解剖」する

本章から、具体的なリハビリの方法を学んでいく。

まず初めは怪我＝外傷である。怪我をした場合、どこかが悪くなってなにかが出来なくなる。目標は、「早く元に戻る」である。しかし、やみくもに治療やリハビリをしたら、治るものも治らなくなる。元に戻るために「どこがどのように怪我をしたのか」を「解剖」する、即ち客観的に判断する必要がある。この判断が「どうすれば早くよく治るのか」という治療方針に繋がる。

怪我といっても傷、即ち皮膚の怪我のこともあるし、少し深くて筋や腱の怪我、即ち肉離れや腱断裂などのこともある。さらに深く骨や関節の怪我、即ち骨折や靭帯損傷などのこともある。しかも程度は様々である。

詳しくは病院で医師に診断してもらう必要があるが、医師の診断と治療方針を正確に理解し、それに従って治療を進める必要がある。治療は病院でしてもらうものと思うかもしれないが、それは正確とは言えない。自宅でいかに過ごすかが最も大切である。その時に、まず初めの重要なポイントが「安静」の取り扱いである。

安静と「動かす」

安静は、運動器の障害の最も基本的で重要な治療である。怪我をしてどこかが痛い時、まずは安静にするのが原則である。皮膚も筋腱も骨も関節も、障害を受けたら、治るために治癒反応を促す必要があり、最も効果的な処置ないし治療が安静である。そもそも「痛み」とは、身体を安静にするように、怪我をした部位が脳に送る重要なサインである。即ち「痛ければ安静」にするのが原則である。

しかし、安静にしていればすべて治る訳ではない。「元に戻る」とは「元のように動けるようになる」ことであるから、なるべく動く必要がある。テニスが出来るようになりたければ、なるべく早くテニスをするのがいい。ただし怪我をしてすぐにテニスが出来る訳ではない。順を追って、テニスをする自分に近づいていく必要がある。即ち「安静」は、適切な部位を適切な方法で適切な期間行う必要があり、安静にする必要のない部位は積極的に動かす必要がある。腕を骨折してギプス固定をした場合、そのギプス固定の部位は安静にする必要があり、それは厳密に守らなければならない。しかし固定していない部位は、固定した部位に影響を与えない範囲で、なるべく動かす必要がある。さらに怪我した部分も、安静の程度を徐々に減らしていって、なるべく早く適切に動かす必要がある。これが安静とリハビリの原則である。

廃用症候群

もし過度の、あるいは長期の安静をした場合、身体全体に大きな悪影響が出る。これが廃用症候群《はいようしょうこうぐん》である。廃用症候群とは、長期間の安静や活動量が低下したことによって生じる全身の様々な症状のことである。例えば、関節拘縮《こうじゅく》、筋萎縮《きんいしゅく》、骨萎縮は容易に起こるし、運動器だけでなく、心肺機能低下、起立性低血圧、食欲不振や便秘などの消化器機能低下、さらに誤嚥性肺炎《ごえんせいはいえん》、静脈血栓症、せん妄、見当識障害、褥瘡《じょくそう》（床ずれ）など、内臓や脳神経にも障害が起こる。過度の安静によって起こる症状は、身体にも精神にも様々な悪影響を引き起こす。このような全身の機能障害を避けるために、そして一日でも早く元の身体機能を取り戻すために、必要な安静は守りながら、身体のあらゆる部分を適切に動かす必要がある。そしてこのことは、高齢者だけでなく、若くて元気な方にも当てはまる。

怪我の治療原則

安静にしているだけではいけないとすれば、どのような治療原則で治療をすればいいのだろうか。これまで怪我の治療の原則は、Rest（安静）、Ice（冷却）、Compression（圧迫）、Elevation（挙上）――これらの頭文字をとった「ＲＩＣＥ（ライス）治療」とされてきた。しかし、安静に加えて損傷組織の保護が重要であることから、ＲＩＣＥにProtection（保護）を加えた「ＰＲＩＣＥ（プライス）治療」へと変遷してきた。Protectionとは装具やシーネ（副木《そえぎ》）などで損傷組織を保護して治癒反応を促しつつ、再受傷や悪化を防ぐことを目的としている。

そして最近ではさらにＰＯＬＩＣＥ（ポリス）治療という概念が広まりつつある。ＰＯＬＩＣＥではRestがなくなった。これまで述べたように、患部を必要以上に安静に保つ悪影響が判明しており、患部をProtectionした上で適切に「動かした」ほうが良いのではないかという考えから、RestをOptimal Loading（最適な負荷）に置き換えたＰＯＬＩＣＥ治療が提唱されている。

Optimal Loading

Optimal Loadingとは怪我から回復する過程で、最適な時期に最適な負荷をかけることで、損傷組織の修復を促し、最適な組織修復を期待するものである。例えば足関節の捻挫の場合、安静にし過ぎると、血液循環は低下し患部の腫れが増悪し関節が硬くなったり、筋力低下を助長してしまう。それは日常生活への復帰やスポーツ復帰を遅らせてしまうことに繋がる。それを避けるためには、患部を保護しつつ、回復段階に応じて、足部の可動域訓練を行ったり、体重をかけるトレーニングを行う必要がある。これがOptimal Loadingである。この原則は、すべてのリハビリに当てはまる。

動くリハビリテーション

怪我をしてしまったら、日常生活に戻るためにすぐにリハビリを開始する。しかし、手術当日や翌日に医師や療法士が来て「さありハビリをしましょう」と言われたらどうだろうか。「ちょっと待ってくれ」と思うかもしれない。しかしごく早期にリハビリを始めることこそ、早く日常生活に戻るための「きも」なのである。少し驚かれるかもしれないが、現代のリハビリ治療では怪我をした当日もしくは翌日、手術をした当日もしくは翌日からリハビリを開始する。

例えば高齢者における代表的な骨折、「大腿骨近位部骨折」を例に挙げよう。大腿骨近位部骨折は、よくある骨折というだけでなく、その後の歩行などの日常生活機能に極めて

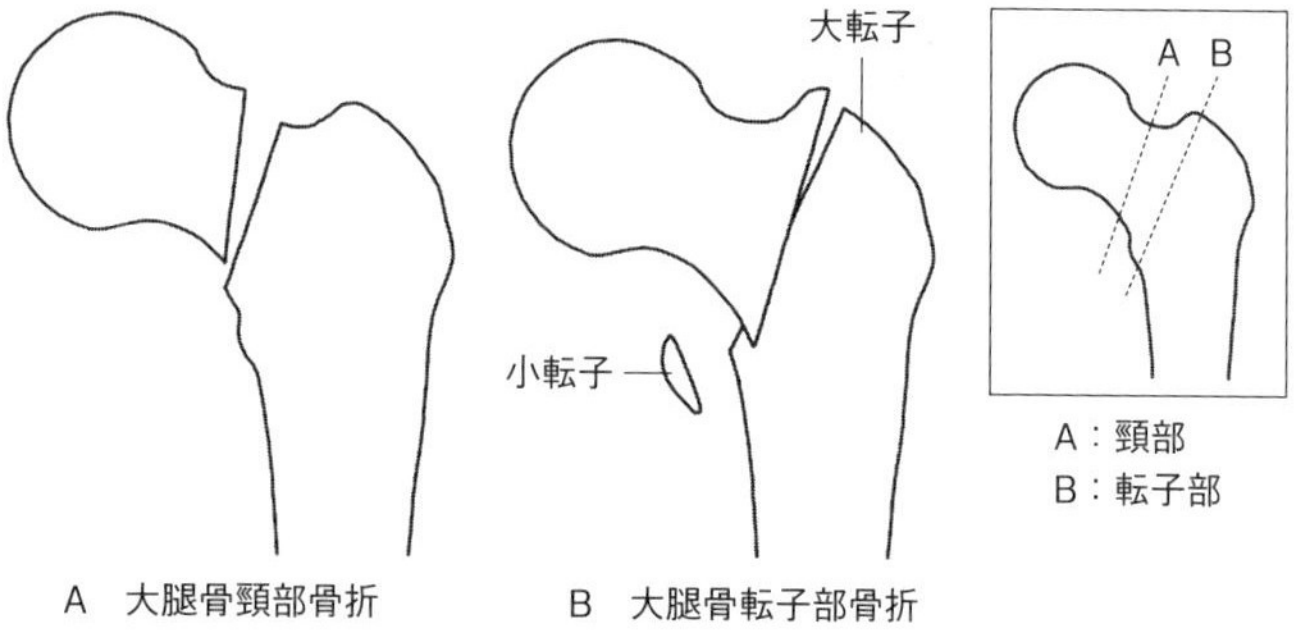

図3-1　2種類の大腿骨近位部骨折

A：関節により近い部分の骨折であり、骨癒合は遅く、骨頭壊死の可能性が高いために、転位があれば人工骨頭置換術が行われることが多い。B：骨癒合が得られる可能性が高いため、髄内釘などの金属を用いた骨接合術が行われる。『骨とはなにか、関節とはなにか』より。

大きな影響をきたす骨折であり、また生命予後さえも変えてしまう骨折である（図3－1／注1）。あなたが転倒して右側の大腿骨近位部を骨折したとする。右脚以外に怪我はない。この場合、右側の大腿骨に関しては手術療法が必要となるが、左下肢や両上肢に関しては怪我がないため、筋力トレーニングやストレッチなどの運動が受傷当日から可能である。

手術後、当日もしくは翌日からリハビリを開始する場合、まずはベッド上での手足の運動や深呼吸、寝返り、起き上がりを経て座る練習を行う。最も初期に出来て重要な下肢のリハビリとして、足関節底背屈運動（図3－2）やタオルつぶし（図3－3）がある。動

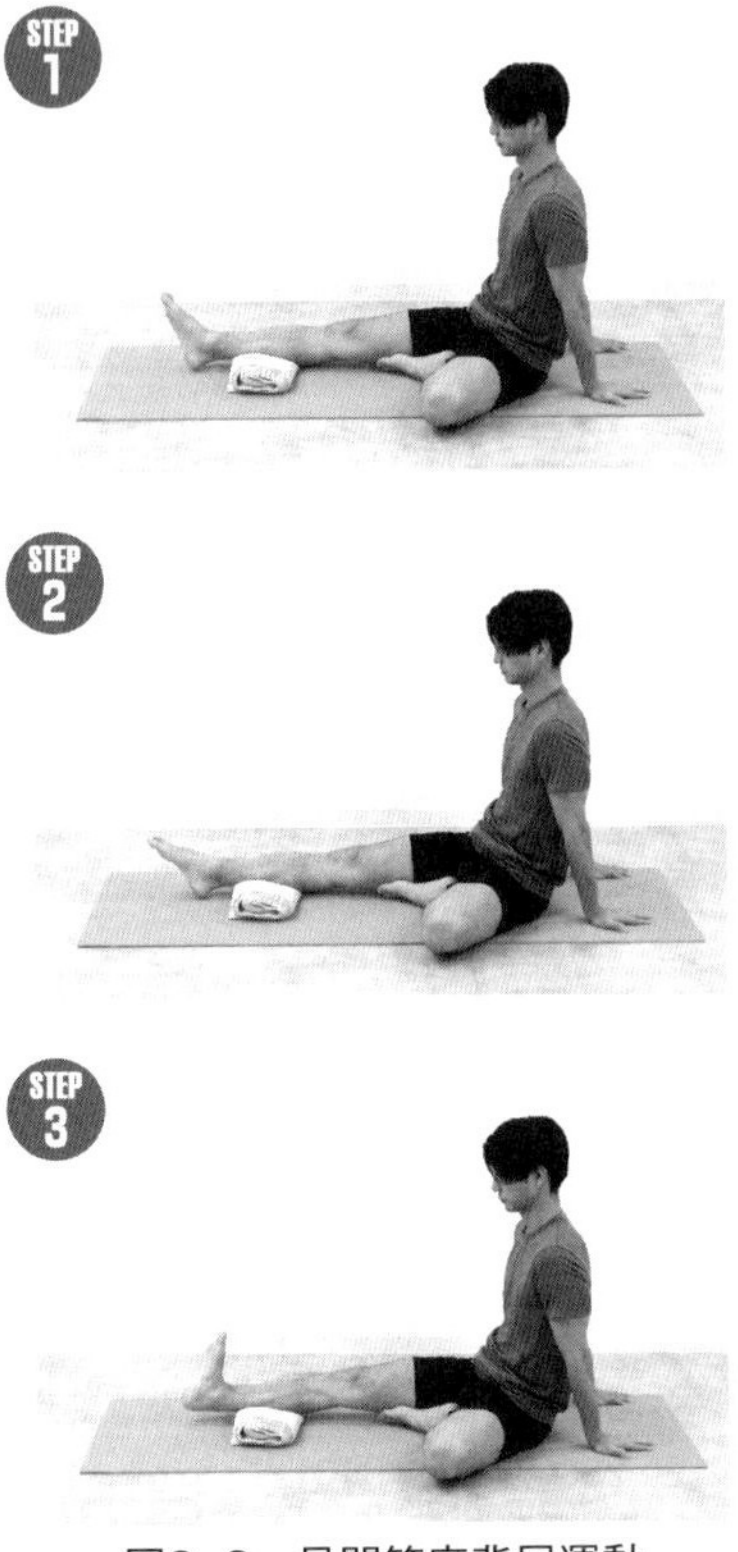

図3-2　足関節底背屈運動

STEP1ではふくらはぎの下にタオルを入れる。STEP2ではつま先を伸ばす。STEP3では足首を反る。STEP1～3を繰り返す。ふくらはぎがひどく痛い場合は、静脈血栓症の可能性があるので、医師ないし看護師に伝えよう。

かす部分を受傷していなければ、手術直後から、また手術前でも可能なリハビリで、下肢のリハビリの原則ともいえる。座れるようになれば、次は立つ練習、車椅子に乗る練習、歩く練習、階段を上る練習など、徐々に日常生活に戻るリハビリを実施していく。その過程で当然痛みを伴うことがある。痛みがあるのに無理やりリハビリをする必要はないが、なるべくリハビリを進めるためには、痛み止めを使ったり、また痛みがなるべく起こらないよう工夫してリハビリを進めるべきである。

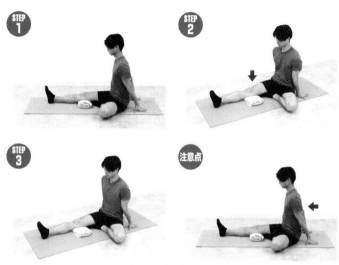

図3-3　タオルつぶし

STEP1では片脚を伸ばしてタオルを膝下に入れる。STEP2ではタオルを床の方向に押しつぶす。STEP3ではゆっくりと力を抜く。背中が丸くならないように注意する。

最終的に日常生活に復帰するためには、具体的になにをどのようにリハビリするのかをよく療法士と相談する必要がある。普段、何気なく行っている日常生活であるが、それぞれの動作にどのようなリハビリが必要か、自分の日常生活を分析しながら、何が出来なくて何が出来るかを考えてリハビリを進めよう。

そしてこのように「動くリハビリ」を続けることで、手足の動きが回復するだけでなく、脳神経から内臓まで全身のすべてが回復に向かっていくのである。

最も大事なことは自主練習

そして、リハビリにおいて最も大事なことは「自主練習」、即ち自分でリハビリを行うことである。怪我をしたら病院でリハビリをすると思うだろう。しかしそれだけでは不十分である。すべてのリハビリは、自宅でのリハビリを行うことを前提として計画されている。それは入院中でも同様である。かなり積極的なリハビリ病院でも、一日に療法士と出来るリハビリは一時間から二時間である。二十分しか出来ない病院、一日おきにしか出来ない病院もある。どのような病院であったとしても、療法士が組み立てたスケジュールを、自分で考えながらこなしていくことが必要である。

少しでも早く、少しでも良い回復を目指すためには、医師や療法士から指導してもらったことを理解し、どのようなことをしてどのようなことをすべきではないかを考えながら、毎日、毎日のリハビリを行うことが必要である。それでは、痛みが出た時、うまくいかなかった時にはどうするのか。そのような場合でも、どの程度、どの部分をいつまで安静にして、何をすべきなのか、何をすべきではないのかを、まずは医師や療法士と相談し、最終的には自分自身で判断してリハビリを行う。自らの手で自らの身体を治す、これがリハビリの本来の姿である。

ハイパフォーマンスを目指して

リハビリのゴールは人それぞれである。日常生活に戻ることが出来れば十分な人、力仕事の職場に復帰したい人、スポーツをしたい人など様々である。ハイパフォーマンスを望めば望むほど、リハビリにかける時間は多くなり、難易度も上げなければならない。

ハイパフォーマンスを目指してリハビリの難易度を上げるためにはいくつかの方法がある。まず初めは重さと回数の調整である。運動時にはより重い負荷を与えて、より回数を増やせば難易度は上がる。しかし、それと同時に故障、つまり怪我の再発リスクも上がる。その調整には療法士と相談、アドバイスを受けることが重要である。

そして筋力強化を目指すのであれば、重い負荷を与えるが回数を少なくする「高負荷低頻度」が適している。持久力や敏捷性の向上を目指すのであれば、負荷は軽くし回数を増やす「低負荷高頻度」のトレーニングが良い。そしてハイパフォーマンスを目指す人はそのいずれも必要で、両方をバランスよくするべきである。

運動の組み合わせは無限

重さと回数以外にも難易度を調節する方法はある。速度、可動範囲、支持基底面、課題

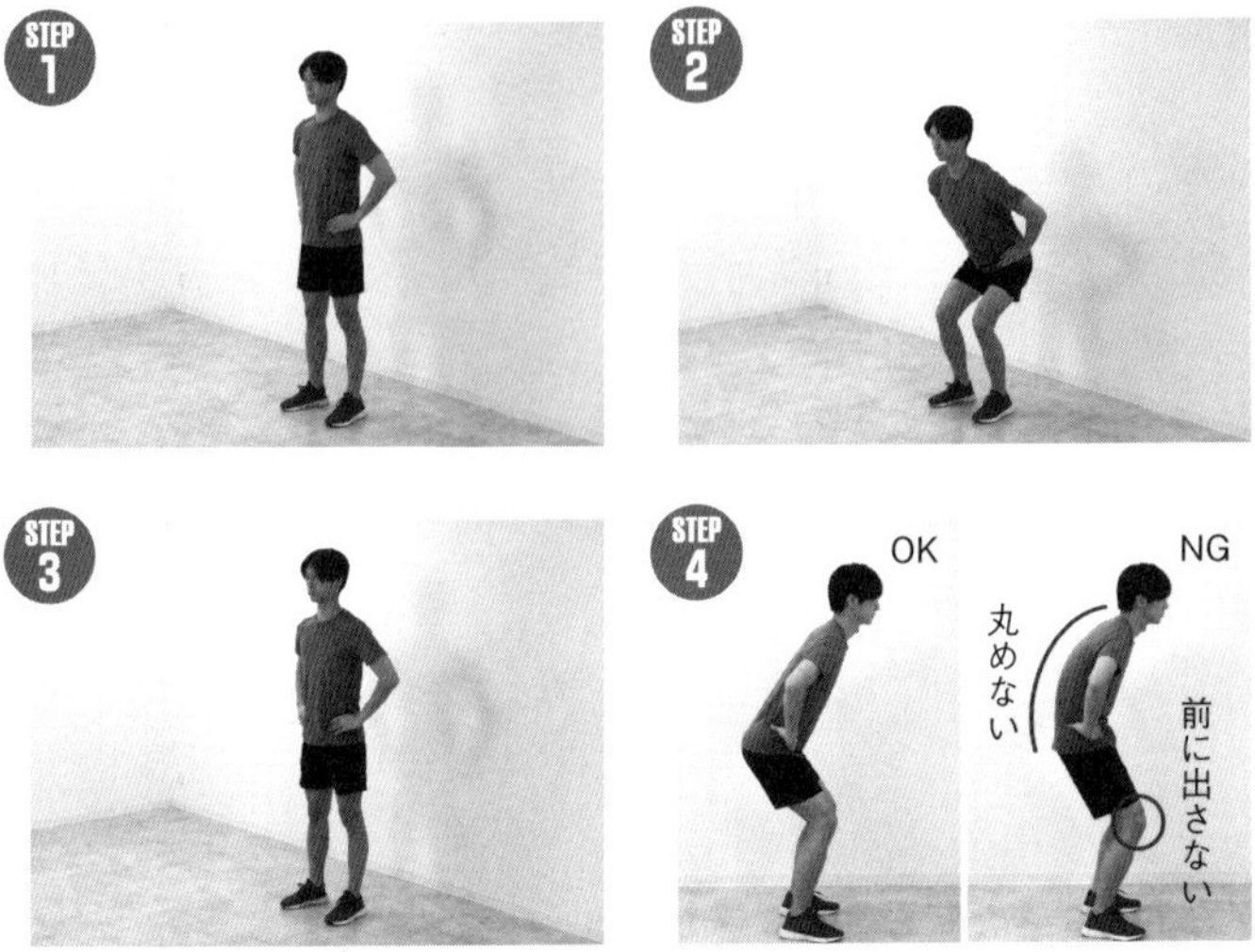

図3-4　クウォータースクワット（屈曲45°）

STEP1では両足を肩幅よりも開く。STEP2では可能な限りゆっくりと45°程度まで膝を曲げていく。STEP3では可能な限りゆっくりと元の姿勢に戻る。注意点はつま先よりも膝を前に出さないように行う。

数である。代表的な運動訓練であるスクワットを例に説明しよう。

まずは運動を行う速度を変える。スクワットを快適な速度で行うよりも、可能な限りゆっくりと、あるいは速く行ってみることで難易度を上げる（クウォータースクワット／図3－4）。速くする場合とゆっくりする場合は、それぞれ筋負荷が異なるので、両方必要なことも知っておこう。

次に可動範囲を変える。可能な範囲まで膝を曲げて腰を落と

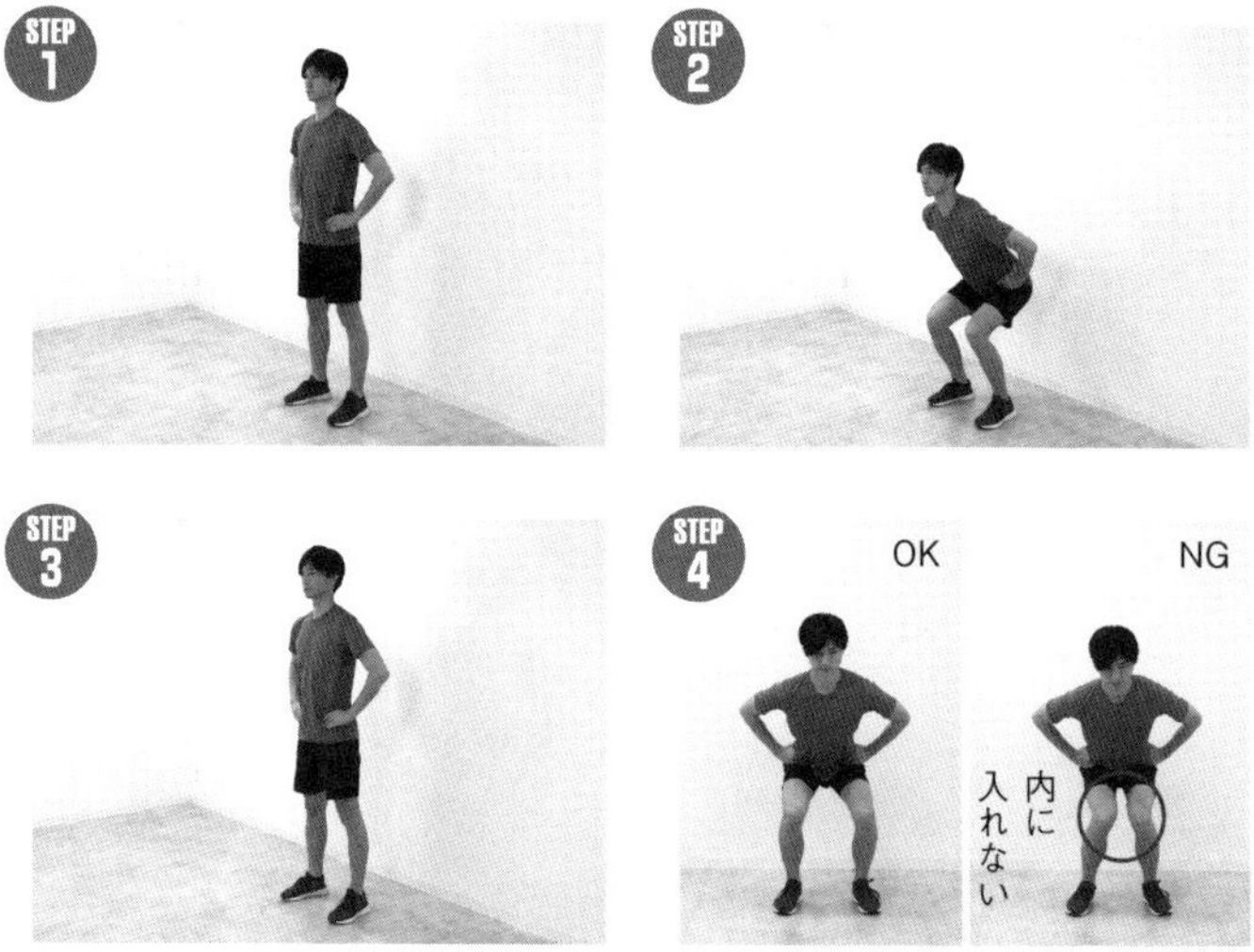

図3-5　両脚スクワット（屈曲90°以上）

STEP1では両足を肩幅よりも開く。STEP2では可能な限りゆっくりと90°以上まで膝を曲げていく。STEP3では可能な限りゆっくりと元の姿勢に戻る。注意点は膝を内側に入れないように行う。

してスクワットを行う（両脚スクワット／図3－5）。スクワットは腰を落とせば落とすほど膝やお尻周囲の筋収縮が必要となり、高負荷なトレーニングとなる。しかし完全に膝を曲げてしまうと筋負荷が減る。

さらに支持基底面を変える。支持基底面とは体重を支えている面である。体重を支える支持基底面は狭いほど難易度が上がる。今までの両脚スクワットを片脚で行う、不安定な場所で行うなどして難易度を上げる（片脚スクワット／図3－6）。

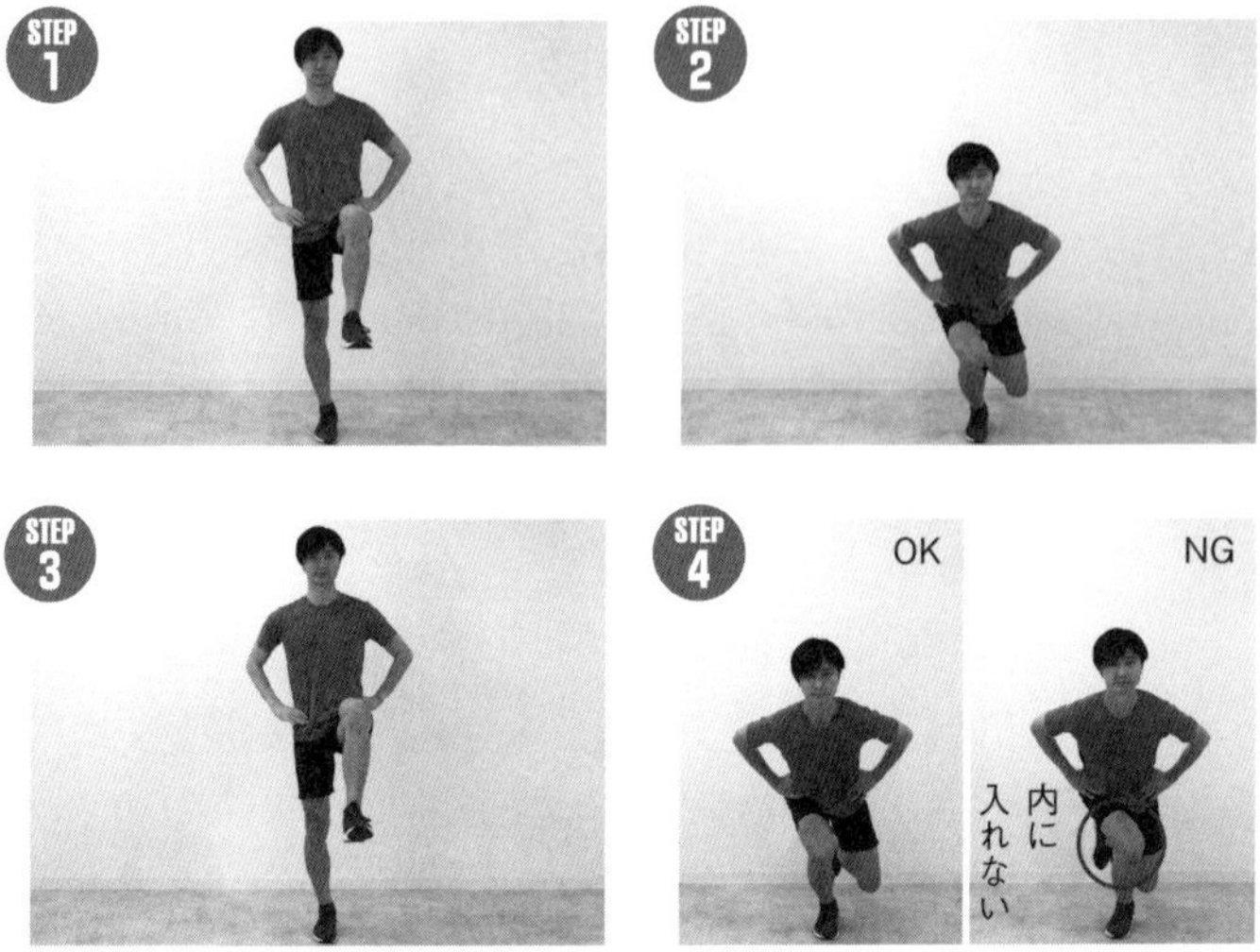

図3-6　片脚スクワット（屈曲90°以上）

STEP1では片足で立つ。STEP2では片足立ちから可能な限りゆっくりと90°以上まで膝を曲げていく。STEP3では可能な限りゆっくりと元の姿勢に戻る。注意点は膝を内側に入れないように行う。

最後は課題数を変える。課題数は増えれば増えるほど難易度が上がる。スクワットにジャンプ動作を追加する。さらにジャンプしながら回転を加えてターンジャンプをするとより難易度は上がる。

このように重さ×回数×速度×可動範囲×支持基底面×課題数を組み合わせてそれぞれのトレーニングを行い、よりハイパフォーマンスを目指していく。この組み合わせによって何百、何千といったプログラムを行うことが可能である。

目的とするスポーツ・動作を目指して

そして最終的には、目標とするスポーツや作業を行う必要がある。バスケットボールであれば、実際にドリブルや短距離シュートなどの一人で出来る軽負荷のプレイから開始し、徐々にターンなどの負荷を加えていき、最終的にはスクリメージなどで対人プレイを取り入れながら、試合復帰を目指していくことになる。その時に注意すべきことは繰り返すが、途中で痛みが出た場合は、決して焦らないことである。痛みは不調のサインである。再発してまた長期療養が必要になっては元も子もない。後戻りと思っても再び適切な安静と保護（プロテクション）をして、医師や療法士のアドバイスを受けながら、着実にリハビリを進めていく必要がある。症状の変化を自分でモニターしながら、目的の動作が出来るようになるまで、一歩一歩進んでいこう。

▼コラム　我々が進化させた二足歩行の意味

二足歩行はヒト独自の移動手段とされる。しかしダチョウや多くの動物が二足歩行をするし、化石の解析から、恐竜を含めて動物はこれまで何度も二足歩行を発達させせてきたことが知られている。それでは我々、ヒトの二足歩行にはどのような意味があるだろうか。

例えばヒトは同じ哺乳類の中でも際立って移動スピードが遅い動物で、走るのが遅いリスやカバにも劣る。しかも二足歩行への適応によって、骨盤が狭くなって出産が難しくなったこと、脊椎への荷重により腰椎すべり症、椎間板ヘルニア、脊椎椎体骨折が起こりやすくなったこと、変形性膝関節症や、膝や足関節の靭帯損傷が起こりやすくなったことなどなど、二足歩行の悪影響は多い。どうしてこのような脆弱な移動手段を選択したのだろうか。

最もよく知られた仮説は、二本足になることで、両手（前足）を使えるようになったからというものだ。しかしこの仮説には古人類学的に明確な反証がある。

当時の環境変化から察するに、地球が温暖化して森林がサバンナになり、より遠くに危険を侵して食物採取に移動しなければならなくなったことが最大の理由と考えられる。その時にエネルギー効率のよい二足歩行は有利だったに違いない。二足歩行に伴う有利な点はその後に発達した可能性が高く、脳が大きくなったのも二本足歩行をするようになってかなり後のこととする証拠がある。

古人類学者のジェレミー・デシルヴァによると、ホモ・サピエンスに進化した類人猿の系統（ホミニンと呼ぶ）は、約一千万年前に既に二足歩行を確立しており、しかもこれまでの定説と異なり、樹上生活で二足歩行を開始したとの証拠がある。それ以降、これまで絶滅した多くのホミニンが様々な二足歩行を進化させた。しかし現在残っているのは我々、ホモ・サピエンスのみである。なぜか。二足歩行を進化させたために被った脆弱性を補ったのは、我々の共感し、許容し、協力するコミュニケーション能力のおかげなのである。

古人類学の歴史において、すべての出発点といえるのが一九七四年、エチオピアで発掘されたアウストラロピテクス・アファレンシス、別名ルーシーである。このルーシーを二〇一五年、宮殿内で見学したオバマ大統領はその晩、晩餐会で以下のように述べた。

「エチオピア人もアメリカ人も、世界中のあらゆる人々が人類という一つの環の一部なのだと気付かされます。（中略）世界中の苦難や対立や不幸や暴力の多くは、私たちがその事実を忘れているために起きているのです」（伊藤）

▼コラム　理学療法士になった理由

あなたは「理学療法士」という仕事を知っていただろうか？　恥ずかしながら私は高校一年生まで知らなかった。

私の故郷は田舎であり、庭に熊が出るような所であった。そんな田舎育ちの私にとって世間のいろいろな職種の人に出会う機会は非常に少なかった。なにより私の家は両親を含めて教師家系であるため、子どもの頃の私の頭の中には「仕事＝教師」という図式が成り立っており、将来は教師になることを漠然と思い描いていた。

そんな私に転機が訪れたのは高校一年生の時であった。幼少期から小中高とサッカーをしていたが、高校一年生の時に腰を傷めてしまい、プレー中に動けないほどになってしまった。その際に近くの整形外科医を訪れリハビリを受けた。

私は昔から怪我の多い少年であり、小学生の頃の骨折で、リハビリを受けたことはあったが、その際は患部をお湯で温めたりする程度のものであった。

私が受診した整形外科病院は田舎の病院であったため、理学療法士の常勤スタッフはいなかったが、たまたま月に数回都市部から訪問に来ていた理学療法士のリハビリを受けた。まだ若い理学療法士であったが、私が小学生の頃に受けたリハビリとは全く異なった方法で治療が始まった。

なぜ痛みが出ているのか、どうすれば痛みが出ないのか、再発を予防するにはどうすればよいのか、などを解説しながらストレッチや筋力トレーニングなどの運動療法を実施してくれた。手術もせずに、解剖学的に論理立てて運動のみで症状を緩和するリハビリを体感したことは、私には衝撃的なことであった。

そもそも理学療法士という存在自体を知らず、リハビリにも懐疑的であった私にとっては、まさに青天の霹靂《へきれき》だった。それからは、もともとスポーツ好きであったため、スポーツトレーナーの仕事について調べたり、職場見学で理学療法士の元を訪ねたりした。

私が理学療法士になったのは、高校時代に出会った若い理学療法士による熱心な治療の経験があったからだと思う。（山本）

注1　大腿骨近位部骨折　高齢者に発生する代表的な骨折であり、ほとんどの場合手術治療を必要とする。図3－1のように大きくは二種類、頸部骨折と転子部骨折があり、手術方法は異なるが、いずれも受傷してなるべく早く、出来れば受傷後四十八時間以内にすることが望ましいとされる。

参考図書

伊藤宣監修・著『骨とはなにか、関節とはなにか——骨と関節の不思議な物語』ミネルヴァ書房、二〇一六年

第四章

リハビリテーションで治る関節・脊椎の痛み

――もとの動きを取り戻すために

変形性関節症とは

この章では、慢性関節疾患及び変形性脊椎症による機能障害に対するリハビリを見ていこう。その代表的疾患が「変形性関節症」である。あなたが六十五歳以上で身体のどこかの関節が痛いとして、それが数週間続くとしたらその原因はおそらく変形性関節症だといえる。平成二十二年の国民生活基礎調査でも、国民が訴えるすべての症状のうち「手足の関節が痛む」は男性で第四位（四・一パーセント）、女性ではなんと、第三位（七・一パーセント）となっている[1]。なおこの数値はあらゆる年齢の国民から得た統計で、高齢者にしぼるとはるかにこれより多く、六十五歳以上の男性で九・七パーセント、女性で一六・〇パーセントである。

変形性関節症とは、関節に非炎症性、進行性に骨軟骨変化が起こり、疼痛《とうつう》などの症状によって日常生活に制限が生じる疾患である。「軟骨がすり減る病気」といえばわかりやすいかもしれない。わが国において七十歳以上の六〇パーセントの方の膝に、X線上この疾患の所見が認められたとする報告がある[2]。それでは症状を軽減するためには、どうしたらいいのだろうか。一つの鍵となるデータは、この病気を持つ方のうち、日常生活に支障があるような症状がある人はわずかその四分の一に過ぎない、という事実である。

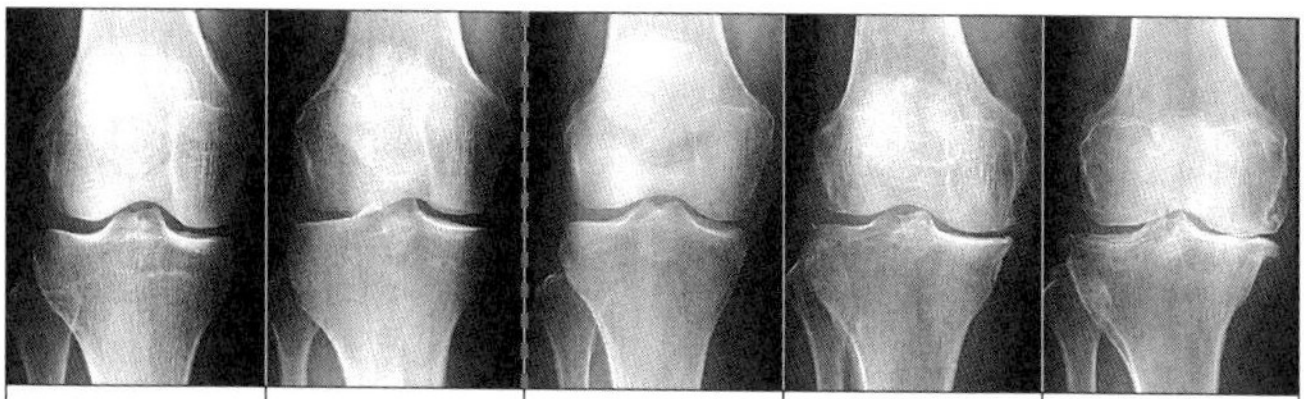

グレード0（正常）	グレード1	グレード2	グレード3	グレード4
関節裂隙狭小化	−	+／−	+	++
骨棘	+／−	+	++	+++
軟骨下骨硬化	−	−	−	++
骨辺縁の変形	−	−	+／−	+

変形性膝関節症
（初期）（中期）（末期）

図4-1　ケルグレンローレンス（Kellgren-Laurence）分類
グレード1、2がいわゆる軽症。グレード4が末期となり手術療法の適応となる。リハビリによる効果が期待出来るのは軽症であるグレード1、2であるが、グレード3や4でも有効な場合もある。『変形性関節症』より。

変形性関節症は肩や肘、手指の関節、股関節や膝、足関節など身体中の様々な部位に生じるが、ここではその中でも罹患率が高い「変形性膝関節症」を中心に説明しよう。

変形性膝関節症の症状

「変形性膝関節症」の主な症状は運動時の膝痛や、膝痛に起因する歩行障害、膝関節変形の増悪である。高齢になると、いわゆる「O脚」の方が増えるが、これがまさに変形性膝関節症の症状の一つである。変形性膝関節症にはX線画像によって重症度を判定するケルグレンローレンス分類がある（図4－1）。最も重症度の高いグレード4の状態であればリハビリのみで治療することは困難であり、場合によっては手術治療が必要となり、手術をしてからリハビリを行うのが一般的である。しかし、軽症であるグレード1から2ではリハビリの効果がかなり期待出来、場合によって3や4の場合でもリハビリのみで生活の質（Quality of life：QOL）の改善が期待出来る。

軽症の変形性膝関節症患者に対してリハビリの効果を検討した研究報告は数多く存在する。自転車漕ぎによる運動［3］や膝関節の曲げ伸ばし運動［4］、膝関節の筋力トレーニング［5］、バランス練習や姿勢を整える運動、これらは鎮痛薬と同等かそれ以上の効果が証明されている［6］。それでは次に具体的になにをしたらいいのか見ていこう。

変形性股関節症に対するエクササイズ

痛みのある変形性関節症に対して、畳一畳のスペースがあれば一人で実践出来るセルフエクササイズをご紹介しよう。まず股関節《こかんせつ》から見ていこう。

股関節の「変形性関節症」に対するエクササイズ、その一つめは大殿筋《だいでんきん》のストレッチである（大殿筋ストレッチ／図4－2）。ストレッチは関節の動きとともに筋腱を十分伸ばすことを目的としており、筋力訓練の効果を高める作用と、疲れた筋腱をほぐす効果を持つ。ただしやり過ぎると痛みを強くしたり、筋力訓練の効果を逆に少なくしてしまうこともあるので、適度に行うことが重要である。二つめは股関節の動きをよくしつつ、お尻の大殿筋を鍛えるトレーニングである（チェアスクワット／図4－3）。このトレーニングは、膝関節を伸展させる大腿四頭筋の筋力トレーニングにもなる。いずれも大殿筋をターゲット

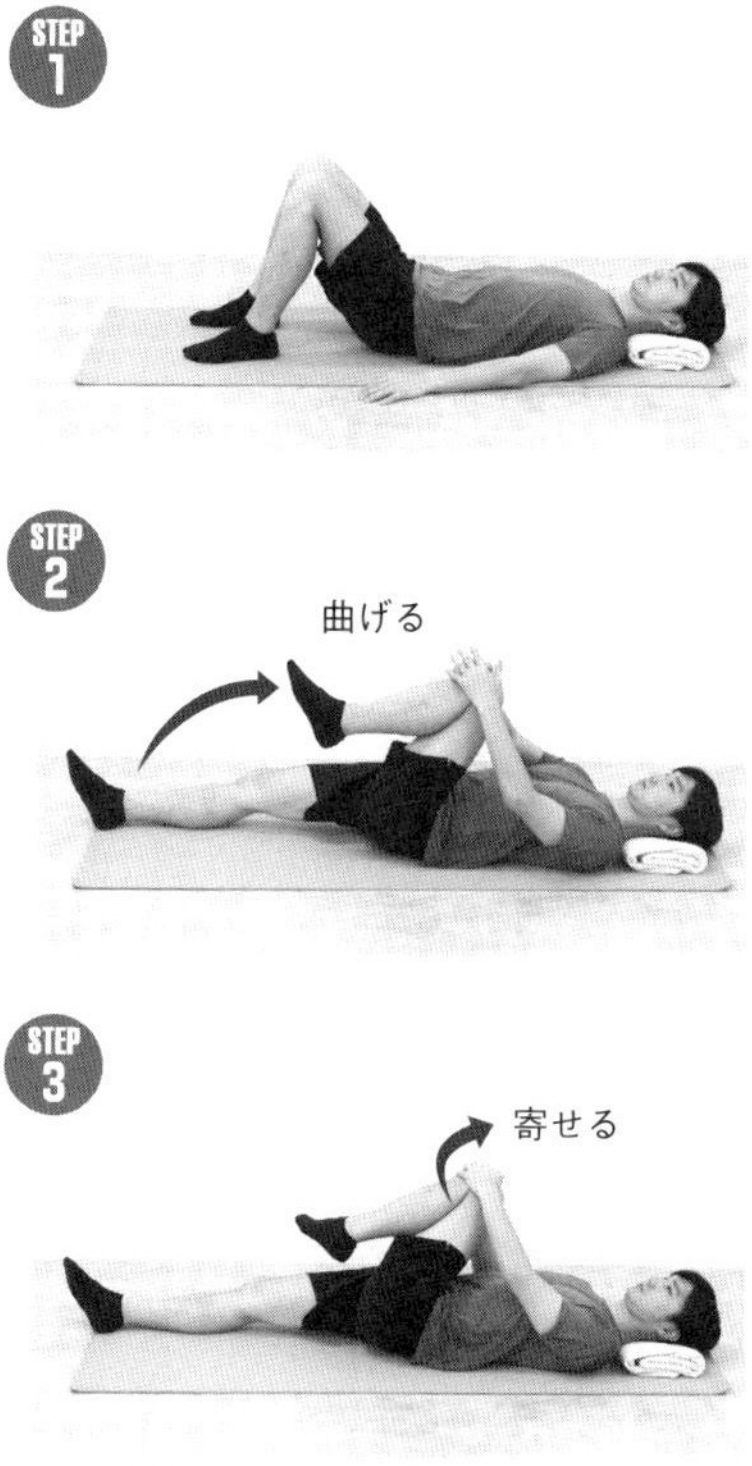

図4-2　大殿筋ストレッチ

STEP1では両膝を立てて仰向けで寝る。STEP2では片膝を抱える。STEP3では反対側の肩に膝を寄せる。これを反対側の膝でも繰り返し、4セット行う。このエクササイズは、寝転がって行うことで姿勢が崩れにくく、正しい姿勢でストレッチを行うことが出来る。心地良い突っ張りを感じる程度で実施するのがコツ。

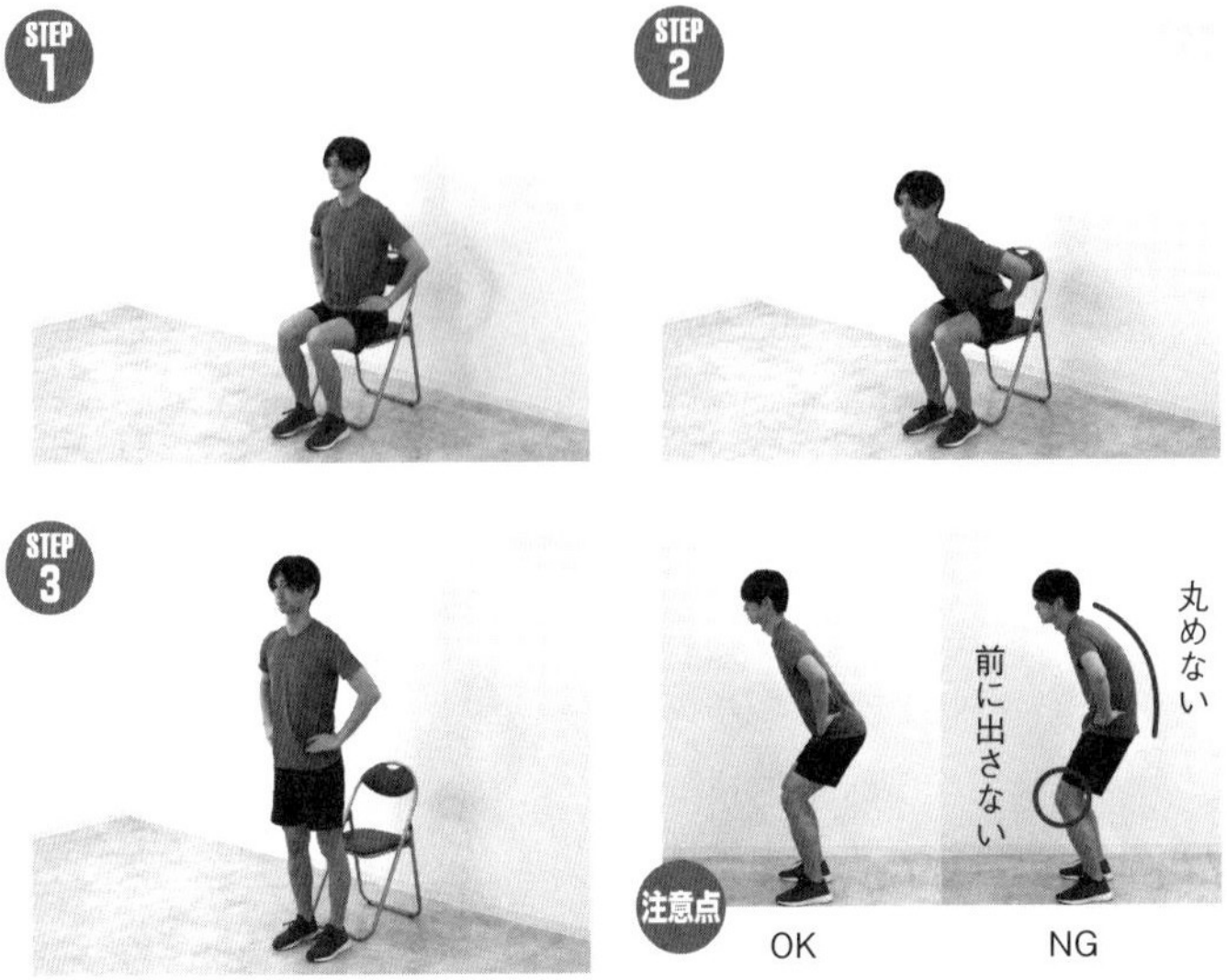

図4-3　チェアスクワット

STEP1では椅子に浅く腰を掛ける。STEP2では身体を前に倒す。STEP3では反動を付けずに立ち上がり、お辞儀をするようにしながらゆっくりと座る。ポイントは膝をつま先よりも前に出さないようにし、腰を丸めずに立ち上がる。椅子に座って行うことで後方への尻もちを予防出来る。

にしたエクササイズだが、大殿筋は歩行において最も重要な筋の一つであるので、膝関節症の前にそのリハビリを説明した。

変形性膝関節症に対するエクササイズ

さて「変形《へんけい》性《せい》膝《しつ》関節《かんせつ》症《しょう》」に対するエクササイズであるが、一つめは大腿四頭筋を鍛えるトレーニングである（膝関節伸展運動／図4－4）。大腿四頭筋は、膝関節の動き、パフォーマンス

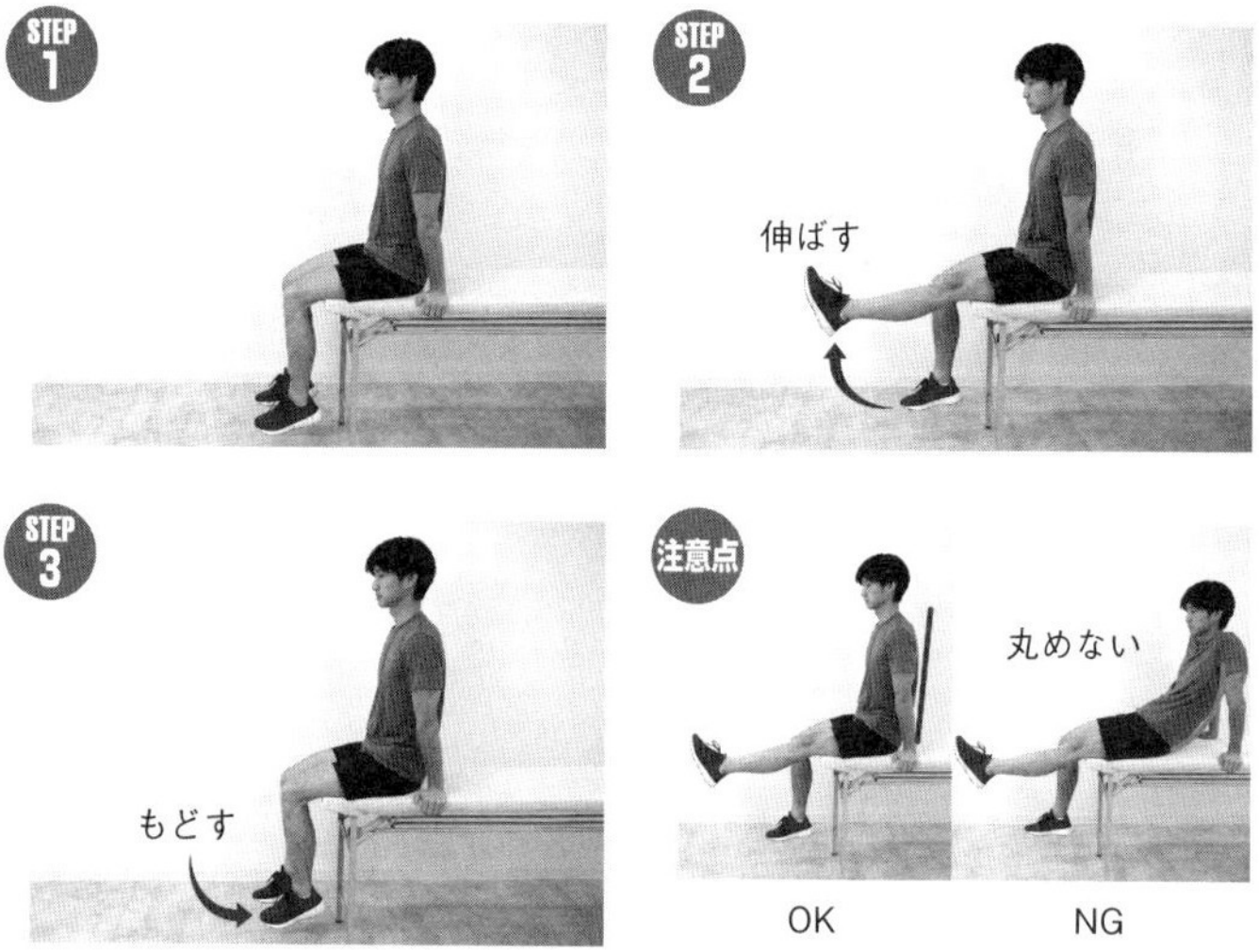

図4-4　膝関節伸展運動

STEP1では腰が丸くならないように椅子に座る。STEP2では膝を最大限まで伸ばして持ち上げて保持する。STEP3ではゆっくりと足を下ろす。注意点は腰を丸めないように行う。この運動では膝をしっかりと最後まで伸ばすことが重要である。姿勢は腰を丸めてしまうと骨盤が後に倒れてしまい、内側広筋の力が発揮されにくくなってしまうので注意したい。骨盤はしっかり立てた姿勢で実施する。

及び痛みに対して最も重要な意味を持つ筋であり、すべての筋力訓練の中でも、まず最初に鍛えるべき筋である。二つめは中殿筋を鍛えるトレーニングである（股関節外転運動／図4－5）。中殿筋は、二足歩行を発達させた人間において特に発達した筋で、歩行時のバランスに極めて重要な意味を持つ。これらを順番に鍛えることで、歩幅、歩行スピード、バランスなどによい効果がみられるだろう。

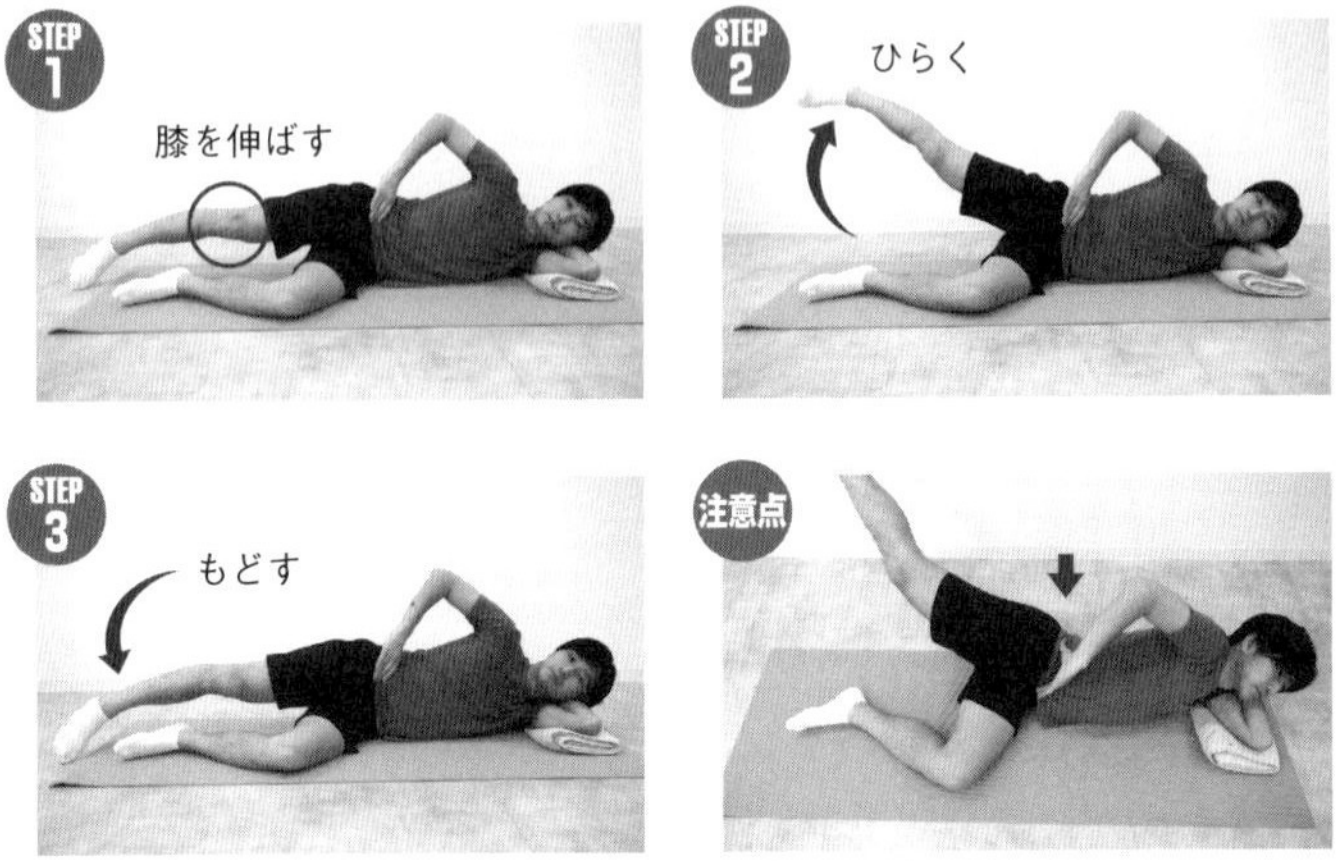
STEP 1
膝を伸ばす
STEP 2
ひらく
STEP 3
もどす
注意点

図4-5　股関節外転運動

STEP1では横向きに寝て下側の膝は軽く曲げ、上側の足はしっかりと伸ばす。STEP2では上側の足を斜め後に持ち上げる。STEP3では脱力せずゆっくりと足を下ろす。注意点は足を身体よりも前方で上げないように行う。また、手を腰に当てて、腰が開かないように押さえながら実施することもトレーニング効果を高めるために重要である。

ここでは「股関節」と「膝関節」に対するエクササイズを紹介したが、そのいずれも、下肢のあらゆる痛みや病気に対して有効である。あるいは下肢の関節が全く痛くないという方、上肢や脊椎に痛みを抱えている方に対しても全身運動として有効である。ポイントは、「痛みのない範囲で出来るだけのことを出来るだけの範囲で行うこと」である。そして最も重要なことは「継続すること」である。そのためには、一人でやるのではなく仲間とともに、励まし合いながら一緒にやることが「継続」への近道である。

変形性脊椎症とは

ここでは「変形性脊椎症」について触れる。変形性脊椎症といっても脊椎は頸椎から仙椎まであるので症状は様々だが、頻度の高い腰椎に起こる変形性脊椎症、変形性腰椎症について述べたい。大規模な住民調査では、変形性腰椎症の男性の有病率は七十歳代で八五・三パーセント、女性で七五・一パーセントとされ〔2〕、高齢者のほとんどは脊椎に変形を持っているといえる。脊椎にも関節があるので、脊椎の変形性関節症とも言えるが、それ以外にも、靭帯の骨化や椎間板の変性なども起こり、症状の原因も、関節の痛みだけでなく、椎間板の痛み、脊椎周囲の筋の痛みに加えて、なんといっても神経症状としての痛みがあるため、複雑で多岐にわたる。そのため、変形性関節症よりも有症率（注1）が高い。

変形性腰椎症に対するエクササイズ

ここでは「変形性腰椎症」に対するエクササイズを紹介する。

一つめは、脊椎のストレッチである。腰椎だけでなく脊椎全体をストレッチし、同時に

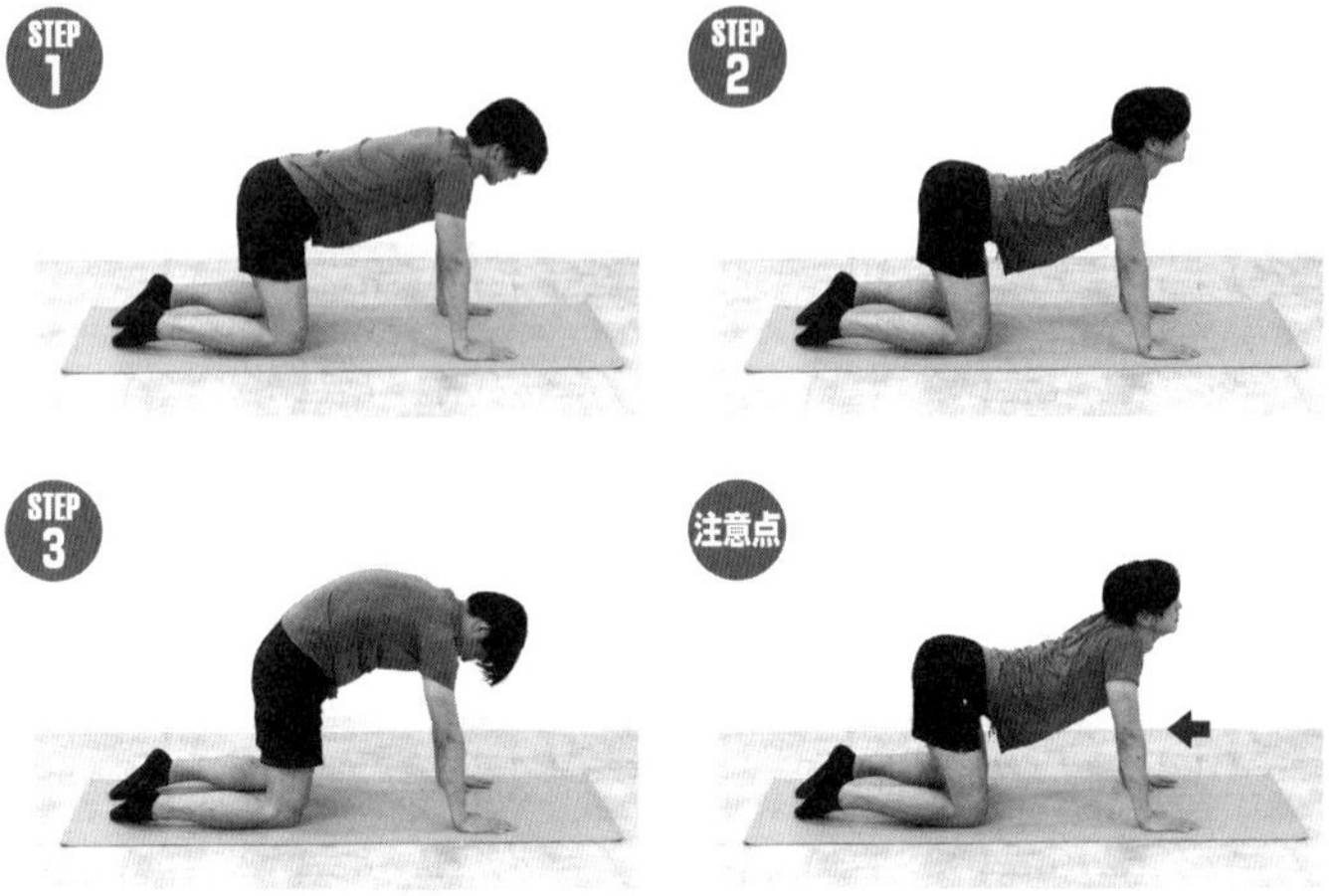

図4-6　Cat & Dog

STEP1では四つ這いになる。STEP2では背中を反り肩甲骨を寄せる。STEP3では背中を丸めて肩甲骨を広げる。肘が曲がらないように注意する。

肩甲骨まわりもストレッチする効果がある（Cat&Dog／図4－6）。二つめは腹筋を鍛えるエクササイズである（デッドバグ／図4－7）。このエクササイズは同時に背筋もある程度鍛える効果もある。これが簡単に出来る方は手や足に重りをつけると効果が増強する。逆に足を上げるのが難しい方は片足ずつ、少しずつ上げても構わない。

　この変形性腰椎症のエクササイズは、「腰椎椎間板ヘルニア」でも、「腰部脊柱管狭窄症」でも、原則は同じである。広く「腰痛」に対するエクササイズと思っていただいて構

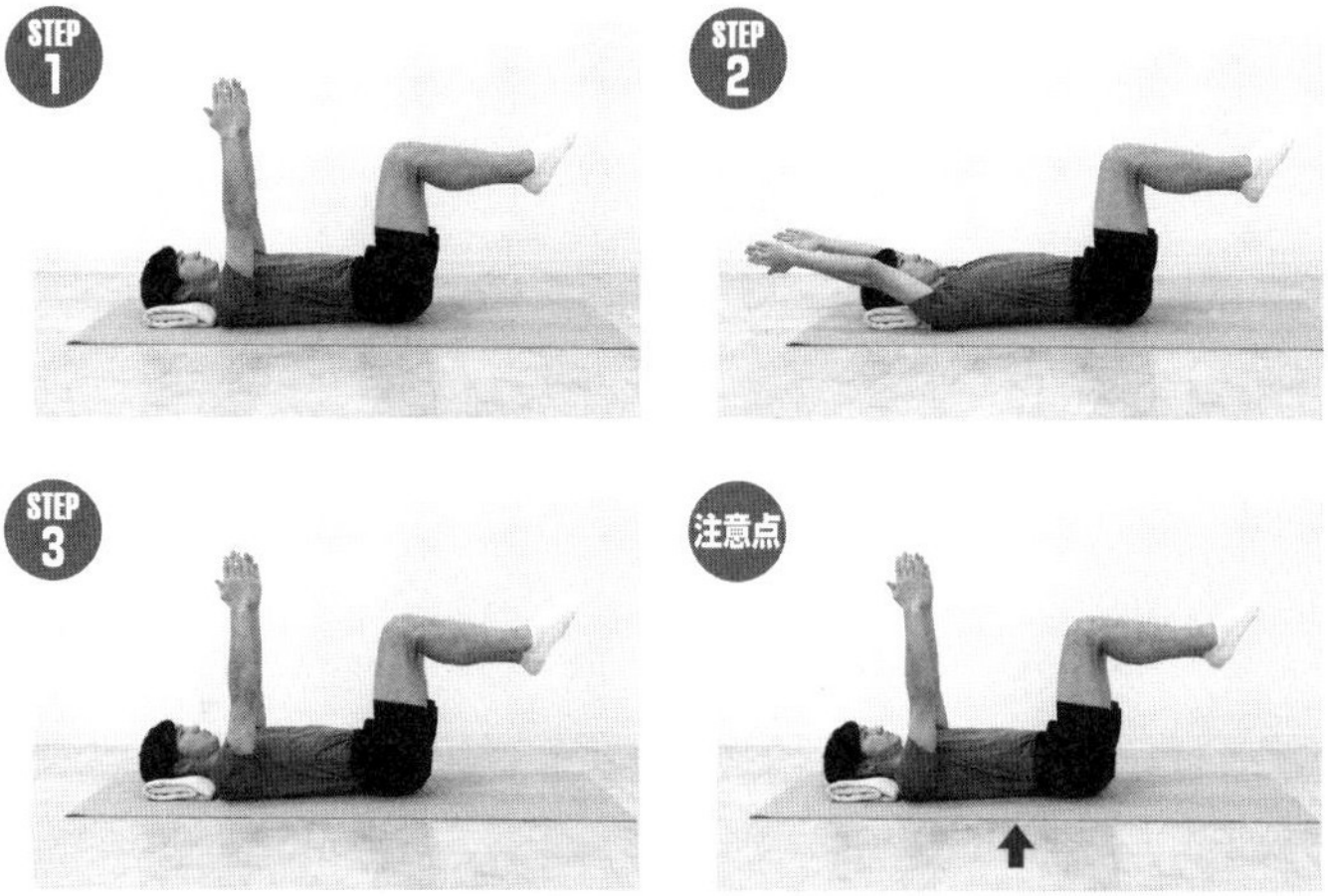

図4-7　デッドバグ

STEP1では両手・両足を持ち上げる。膝は直角に曲げる。STEP2では両手を上げる。STEP3ではゆっくりと元に戻す。両手を上げた際にお腹に力を入れて腰を反らさないように注意する。

わない。

変形による痛み

ここまで読んでこられた方は、少し疑問に思われたかもしれない。即ち、変形がある人より、症状がある人の方が少ないのはなぜだろうか、あるいは、エクササイズをしたからといって変形はよくならないのではないか、という点である。確かにリハビリで変形はよくならない。軟骨が元に戻るわけでも骨の突出（骨棘《こっきょく》など）がなくなってしまう訳でもない。しかし前述したように、エクササイズをすると症状は改善する。それは「痛み」とは成り立ちがかなり複雑な症状であることが理由である。その理由を以下に簡単に説明する。

「痛み」とは、身体のある部分に受けた損傷ないし炎症を身体が感知し、神経系を通じて脳に伝えて感じる症状である。逆に言うと、その神経伝達経路の状況、調整によって、痛みを強く感じたり、逆にあまり感じなくなることもある。

例えば脊髄に障害のある場合は、痛みを実際の損傷の程度より強く感じることもあるし、逆に麻痺してしまって、損傷を受けていても全く痛みを感じないこともありえる。それは脊髄だけでなく、脳においても同様である。さらにみなさんが日々感じているように、痛みの症状は、自分の気分や精神的なストレスの程度によっても大きく影響を受ける。そういうすべてのことを勘案して、医学的に「痛み」とは「実際の組織損傷もしくは組織損傷が起こりうる状態に付随する、あるいはそれに似た、感覚かつ情動の不快な体験」と二〇二〇年に定義された［7］。要約すると以下のようになる。「痛みは個人的な経験であり、生物学的、心理的、社会的要因によって影響を受け、身体機能や社会的及び心理的に健康に悪影響を及ぼすことがある」。

つまり生物学的、心理的、社会的要因の変化によって、悪くなることもあるが、良くなることもある、ということなのである。

変形があっても痛くない

関節や脊椎の変形が強いからと言って痛みが強いとは決して言えず、逆もまた然りである。特に関節や脊椎は、関節の滑らかさや周囲の筋力の影響を直接受けやすい。この章の冒頭にも、X線で変形のある人のうち症状のある方は四分の一であると書いたが、即ち変形があっても痛くない人の方が多い。そして「変形性関節症」は、男性より女性の方が多い。運動量や筋力が男性の方が多いのが主な理由の一つと考えられる。男女の有病率の差（七十歳代の男性、四八・二パーセント、女性七一・九パーセント）よりも有症率の差（六十五歳以上の男性九・七パーセント、女性一六・〇パーセント）がさらに大きいのも同じ理由であると考えられる。

「変形性脊椎症」についてもこのことは、当てはまり、前述したように男性の有病率は七十歳代で八五・三パーセント、女性で七五・一パーセントに対し［2］、前述の平成二十二年国民生活基礎調査でも、腰痛の有症率は六十五歳以上の男性で一六・八パーセント、女性で二一・〇パーセントである［1］。こちらも有病率に対して有症率がかなり低く、その差は大きい。そして腰痛については有病率と有症率は男女が逆転している。即ちX線の検査では男性の方が多いのに、症状を訴える方は女性の方が多いのである。これもまた運動や筋力、筋量の影響を窺うことが出来る結果である。

筋の抗炎症効果などについては第二章で記した通りであるが、エクササイズは気分、情動にも強い影響を及ぼす。通常運動をすると心地良い疲れとともに気分が良くなる。

これらのことは裏を返せば、今変形が強くて痛みがあっても、諦めずに治療（リハビリなど）をすれば、生物学的、心理的、社会的な要素の改善により「痛みのない関節」にすることが可能である、ということである。そしてそのために最も強力な方法が運動療法なのである。ぜひ運動を、と勧める所以がここにある。

リハビリテーション以外の保存治療

この章では変形性関節症と変形性脊椎症に対するリハビリについて説明してきたが、最後にそれ以外の治療法について説明しよう。

リハビリは保存治療（保存的治療法）という治療法に分類される。保存療法とは、手術などの侵襲的な治療でなく、侵襲の少ない治療法の総称である。当然ながら、手術を選択するよりもまずは保存療法を治療の第一選択とするのが一般的である。保存療法の代表が運動療法であるが、その他に薬物療法、装具療法、関節注射などがある。これらは一つだけの方法で治療するのではなく、いくつかの方法を併用することでお互いのメリットを最大化することが出来る。装具療法は第五章で詳しく述べるので、それ以外の治療法について簡単にまとめる。

薬物療法では鎮痛剤や外用消炎剤（湿布など）が主に使用される。薬物治療に必然的に伴う副作用を考えた時に、外用薬は比較的副作用が少ないため意義が高く、特に心血管障害、腎機能障害などの内臓に持病がある場合は、優先的に用いられ、我が国を含めた各国の治療ガイドラインでも推奨されている。一方、外用薬で痛みが完全にとれる場合は多くはない。

そこで各種の内服（経口）薬物治療が開発され、使用されている。内服薬としてはＮＳＡＩＤｓ（非ステロイド性抗炎症薬）と呼ばれる抗炎症薬の内服が一般的である。さらに最近は、ＮＳＡＩＤｓ以外の脳・神経系に直接働く内服薬が多く開発され、使用されている。前述したように、痛みを起こしている部分（関節など）に直接効かなくとも、神経経路に作用して痛みを取ることを目指した薬剤である。これらは、ＮＳＡＩＤｓのような内臓に対する副作用が少ないのが大きな利点であるが、眠気を誘発したり便秘になるなどの副作用がある。効き目も副作用も個人差が大きく、医師とよく相談しながら使うべきである。またこれらの内服治療は単一の治療としても使うが、前述したように、内服薬で痛みを鎮めて、運動療法によるリハビリを円滑に行えるようにするなど、お互いの効果を高め相乗効果を狙うのがよい。

また関節注射では関節へのヒアルロン酸注射はよく知られている。ヒアルロン酸の関節軟骨に対する効果については、炎症鎮静化、軟骨細胞保護効果、細胞再生促進など、非常に多くの科学的根拠が報告されている。ヒアルロン酸を関節内に注射することにより、関節痛の緩和や滑らかな動きを取り戻すことを目指しており、こちらも運動療法によるリハビリとの相性がよい。それ以外にもステロイドの関節内注射もあるが、副作用も多く、痛みが激しい場合の応急処置として用い、継続的に行うべきではない。

しかしこれらの薬物治療は、原則的に「痛みを取る」ことのみが治療効果である。そうではなく、長期的に病気の進行過程を根本的に変えうる薬物治療（疾患修飾薬、disease modifying drugs）については、現在全世界で開発が進められている。そのうちのいくつかは有望な結果が出ているという。保存治療のコンビネーションの一環として、近い将来、有効な薬が使えるようになるかもしれない。

第三の治療法

近年では第三の治療法として組織再生を目指した再生医療に注目が集まっている。中でもＰＲＰ（platelet rich plasma／多血小板血漿）療法がよく知られている。ＰＲＰ療法とは自分の血小板血漿を用いた治療法であり、血小板によって自己治癒力をサポートする治療法として欧米でも広く利用されている。具体的にＰＲＰ療法とは、自分の血液を約二〇cc採り、そこから血小板が多く含まれる部分を抽出し、痛みのある部分に注射することにより、損傷組織の修復が促進され、早期治癒や疼痛軽減効果を期待するものである。ＰＲＰ療法はスポーツ外傷の場面でも活用されていて、あの大谷翔平選手も肘関節にＰＲＰ療法を受けたことは記憶に新しい。しかしデメリットもあり、個人の血小板の活性の程度や関節変形の程度によって効果に差があることが知られている。また医療保険が使えないためかなり高額であり、また治療を受ける施設によって値段が異なることは知っておこう。

他の再生医療としては、自分の軟骨を使う方法、骨髄や血液、脂肪、滑膜などから細胞を採取して使う方法、また他人の細胞から望みの細胞に分化誘導したｉＰＳ細胞などを使う方法もあり、そのいくつかは実際に患者さんに使われている。詳しくは担当医ないし専門医を受診して聞いてみよう。

▼コラム　もう一度登山がしたい

Yさんは六十歳代の女性。半年ほど前から立ち上がる時や階段の上り下りの際に右膝に痛みを感じていた。運動は好きであり以前は登山もしていたが、最近は膝の痛みのために登山はもちろん、運動もほとんどしていない。徐々に痛みは強くなり、近くの整形外科を受診し変形性膝関節症と診断された。医師からは、まずリハビリをしてみましょうと言われ、療法士の元を訪れた。しかしこの時点で、Yさんは半信半疑であった。「リハビリで本当に痛みが良くなるの?」と。

Yさんの目標は、「痛みのために我慢していた登山を再開する」ことである。Yさんは右膝の内側が痛く、左右を比較すると右膝の筋力が低下しており、屈伸角度も低下していた。さらに、痛みが強くなった半年間の間に体重が四キロも増加していた。体重が増加すれば膝への負担も増加する。Yさんは痛みのために運動量が減少し、体重が増加していたのだ。そこで、まず自転車エルゴメーターによる有酸素運動を開始した。自転車は膝に負担をかけずにペダルを漕ぐために膝の屈伸運動、全身運動の有酸素運動に有効である。またサイクリングを通じて精神的なリフレッシュ効果も期待出来る。一石三鳥である。

また膝の屈曲角度が低下してしまうと、段差や階段の上り下りで苦労する。さらに歩く際には膝が完全に伸展出来るときれいに歩ける。膝は真っ直ぐに伸びた姿勢で体重をかける方が安定する。

筋力も重要だ。膝関節を屈伸する筋力を鍛えることで痛みや関節のこわばりが解消され、「生活の質（ＱＯＬ）」が改善する。Ｙさんは既に筋萎縮を来たしているため、筋力強化は必須である。

そして日常生活上での動作の見直しが重要である。立ち上がる際には必ず何かで身体を支える、椅子の座面を高いものに変更する、といった見直しも必要だ。また痛い時には、階段の上り下りに手すりを使って昇降することが重要だ。

Ｙさんはわずか四週間で減量に成功し、徐々に筋力も改善、通常の動作では痛みがなくなった。さらに四週間のリハビリを継続することで、目標としていた「痛みのために我慢していた登山を再開する」目標を達成することが出来た。

長期間痛くても、療法士とともに自分の状態を正確に判断し、必要なリハビリを行うことで、手術を回避出来ることは多い。（山本）

▼コラム　それぞれに違う大切なゴール

消灯時間後のリハビリテーション室に灯りがともった。見ると怪しげな男女が四、五名。ストレッチや筋力強化トレーニングを行うプラットフォームと呼ばれる大きなベッドの上で、なにやらモゾモゾ、ゴソゴソ動いている。

関節リウマチを患うFさん（二十九歳）は、お子さんを授かることを希望している。パートナーはいるが、長年患った関節リウマチによって身体中の関節が破壊されて痛いため、どのような体位で性行為を行えば良いのか困っていた。

ある日、思い切って担当の理学療法士に相談した結果、有志のメンバーが、皆で解決しようと夜のリハビリ室に集まったという。破壊が進んでいる関節をX線検査などで確認しておき、その関節に負荷がかからないように、また痛みが出ないように、皆で様々な体位の工夫を行っていたのである。関節リウマチは難病ではあるが、最近の薬には良いものが出てきて、かなり進行が抑えられるようになっており、関節破壊は少なくなってきている。しかし全員に同じように効く訳ではない。人工授精というような方法もあるが、通常の方法でお子さんを授かりたいという希望が強く、関節に負荷がかからないような体位を工夫する必要があった。

関節リウマチの患者さんの妊娠のための体位の指導方法が、医学専門書に掲載されていることもあるが、かなり稀である。また個々の患者さんで関節破壊の程度は異なることから、すべてのケースに当てはまる訳ではない。繊細な悩みであるのでなかなか相談しにくく、産婦人科、整形外科、リウマチ内科の医師に相談しても「痛くない範囲で」くらいのアドバイスしかもらえないことも多い。

理学療法士や作業療法士は、どのように身体を動かせばよいのか、どのような身体の使い方は良くないのか、といった具体的な身体の使い方に関してはプロフェッショナルである。女性も多いので、女性の患者さんは相談してみると良い。最近ではウィメンズヘルスという女性特有の疾患の問題解決のための理学療法なども開発されていることから、妊娠、出産、生理前後の悩みに関してもリハビリによってその多くが解決される日が来ることが期待されている。

リハビリにおいては、ゴールを設定して、それに向けて様々な問題点や障壁を考え、その問題や障壁を超えるためのトレーニングを行う。このゴールは患者さんによって様々である。「最終戦には復帰して高校生活を締めくくりたい」「孫の結婚式に出たい」「来年も大根を作って近所に配りたい」「子どもに手ごねのハンバーグを作ってあげたい」等々。そのゴールを達成すればリハビリが終わる訳ではなく、また次のゴールに向けて患者さんは努力を続ける。それを助けるのが療法士の仕事である。

ゴール達成に向けた努力は機能回復や社会復帰といった形で残り、患者さんはまた次のゴールに向けてトレーニングに励む。人にはそれぞれにとって大切なゴールがある。それを目指して頑張っていこう。（青山）

注1　有症率　有症率とは、その病気による症状がある人の割合のことで、有病率より低いことが多い。有病率、有症率、罹患率の違いに注意。有病率とはある時点でその病気を持っている割合のことである。ただし症状がない人も含む。罹患率は有病率に期間の概念を加え

たもので、ある期間中に新たに診断された人の数を同じ期間の人口で割った値である。

参考文献

［1］厚生労働省「Ⅲ　世帯員の健康状況　1自覚症状の状況」『二〇二二（令和四）年　国民生活基礎調査の概況』二〇二三年

［2］Yoshimura N et al : Prevalence of knee osteoarthritis, lumbar spondylosis, and osteoporosis in Japanese men and women: the research on osteoarthritis/osteoporosis against disability study. *J Bone Miner Metab* 27(5) : 620–628, 2009

［3］Salacinski AJ et al : The effects of group cycling on gait and pain-related disability in individuals with mild-to-moderate knee osteoarthritis : a randomized controlled trial. *J Orthop Sports Phys Ther* 42(12) : 985–995, 2012

［4］Moss P et al : The initial effects of knee joint mobilization on osteoarthritic hyperalgesia. *Man Ther* 12(2) : 109–118, 2007

［5］McQuade KJ and de Oliveira AS : Effects of progressive resistance strength training on knee biomechanics during single leg step-up in persons with mild knee osteoarthritis.

Clin Biomech (Bristol, Avon) 26(7) : 741–748, 2011
［6］ Doi T et al : Effect of home exercise of quadriceps on knee osteoarthritis compared with nonsteroidal antiinflammatory drugs : a randomized controlled trial. *Am J Phys Med Rehabil* 87(4) : 258–269, 2008
［7］ 『痛みの定義』改訂版　国際疼痛学会、二〇二〇年

参考図書

伊藤宣監修、伊藤宣・石島旨章・岡崎賢著『変形性関節症――関節が老いたのか、関節軟骨の変性とはなにか』ミネルヴァ書房、二〇一七年
伊藤宣監修、播广谷勝三著『変形性脊椎症――背骨の痛み、どうして痛いのか、痛みと付き合う法』ミネルヴァ書房、二〇一七年
一般社団法人日本リハビリテーション医学教育推進機構・公益社団法人日本リハビリテーション医学会監修、久保俊一・津田英一総編集、佐浦隆一・三上靖夫編集『運動器疾患・外傷のリハビリテーション医学・医療テキスト』医学書院、二〇二二年

第五章

装具もリハビリテーション

——何のための装具か、どのように使うのか

パピルス文書

サルやチンパンジーも道具を使う。また、体調が悪い時に薬草のようなものを口にすることがある。そのような霊長目でなくとも、ラッコや鳥の一種も道具を使うし、タコは道具を使う唯一の無脊椎動物として知られている。

しかし、外傷や疾病によって身体の一部に不具合が生じた時に、その機能を補う器具を用いるのは人類が進化過程で得た知恵である。エジプトの医学書「エドウィン・スミスのパピルス」（注1）には、紀元前三千年から二千年頃に、外傷時に創部を縫合して傷口を閉じるといった外科的手技に加えて、骨折の時に用いる副木《そえぎ》や包帯固定を行っていたことが記載されている〔1〕。またインドにおいては紀元前千五百年から八百年頃に義肢が用いられ、第一章に記したように、エジプトから発見されたミイラには母趾《ぼし》の義足が装着されていた。

古代より戦争は世界の至る所で行われ、戦争で失った手足や脊椎の補填材料として、装具や義肢が発展してきた。欧州に端を発した産業革命は工業製品の分業生産と流通を促し、人体の補填装具においてもその発展と流通をさらに促進することとなった。

中世期にはウエストを絞り、プロポーションを美しく見せるために用いられたコルセッ

ト も流行した。しかしファッション目的のコルセットは、肩パッドやプリーツのように、デザイン性や審美性を高めるものであり、障害に対する治療用ではないことから装具とは呼ばれない。医療用コルセットは、十九世紀ごろに身体固定用具として使われ始めた。

装具の定義

このように様々な形で発展した、身体の一部を補う補助器具も、その用途や名称が明確になってきた。現在装具は法律により、「上肢若しくは下肢の全部若しくは一部又は体幹の機能に障害のある者に装着して、当該機能を回復させ、若しくはその低下を抑制し、又は当該機能を補完するための器具器械をいう」と定義されている。

これに対し義肢は、「上肢又は下肢の全部又は一部に欠損のある者に装着して、その欠損を補てんし、又はその欠損により失われた機能を代替するための器具器械をいう」と定義されている。つまり失ってしまった手足を人工の手足で代用するものである。

因みに「義」の文字は実物の代用を意味しており、「義父」や「義兄弟」のように使われる。医学の領域においては「義眼」や「義歯」といった使われ方もする。しかし眼鏡や補聴器は、目の不具合、耳の聞こえにくさを補うものであるが装具とはいわない。装具は手足や体幹の不具合を補うものであり、座る、立つ、歩くといった、主に運動機能を補助するものである。

このように装具は時代背景や科学技術の発展による影響を受けながら少しずつ変遷し、リハビリの一部として組み込まれていった。

装具が合わない

装具は身体の一部を補うものであるのに、身体に合わないということがしばしば起こる。ここで具体例を紹介しよう。どのように装具を使って、どのようにすればどのような効果が得られるかの参考にしていただきたい。

八十二歳の女性（Bさん）が家族とともにリハビリ外来を訪れた。

膝の変形が著しく、歩くことが出来ない。ある病院で処方してもらった装具の具合が悪く、「装具を締め過ぎると痛い、といって緩《ゆる》めに締めると装具が下にずり落ちてしまうので、ぴったりしたものを作り直すか、修理して欲しい」との要望である。

ある病院では「歩くことが出来ない」ので治療をお願いしたいと相談したという。すると膝の手術を勧められた。心臓があまり強くないので、手術は希望しないと断ったら、この装具を渡されたという。しかし装着しても合わないし、合わないので着けることが出来ず、結局歩くことも出来ないという。

痛みと歩行困難の関連性

変形性膝関節症の場合、O脚変形が多い。このように膝関節を中心に発生した変形の影響は下肢全体に及び、膝関節だけでなく上下の足関節、股関節、そして脊椎にまで及んでいく。そうして、痛みだけでなく不安定性により歩行に支障が出ることがある。ということは変形性膝関節症に対する治療目的を、痛みだけでなく、不安定性などその他の不具合にも焦点を当てる必要がある。

さて、先ほど登場したBさんに話を戻そう。

Bさんの場合は、それほど痛みはなく、膝関節周囲の腫れも顕著ではない。

下肢の筋力は低下しているものの、診察台に座った状態では膝の曲げ伸ばしは問題なく可能である。左下肢が大きく弯曲している事から、左右の脚の長さに差が生じている。また骨盤も左に傾いていることから脊椎も弯曲している。

実際に立ち上がってみると身体が大きく左側に傾き、不安定で長く立っていることが出

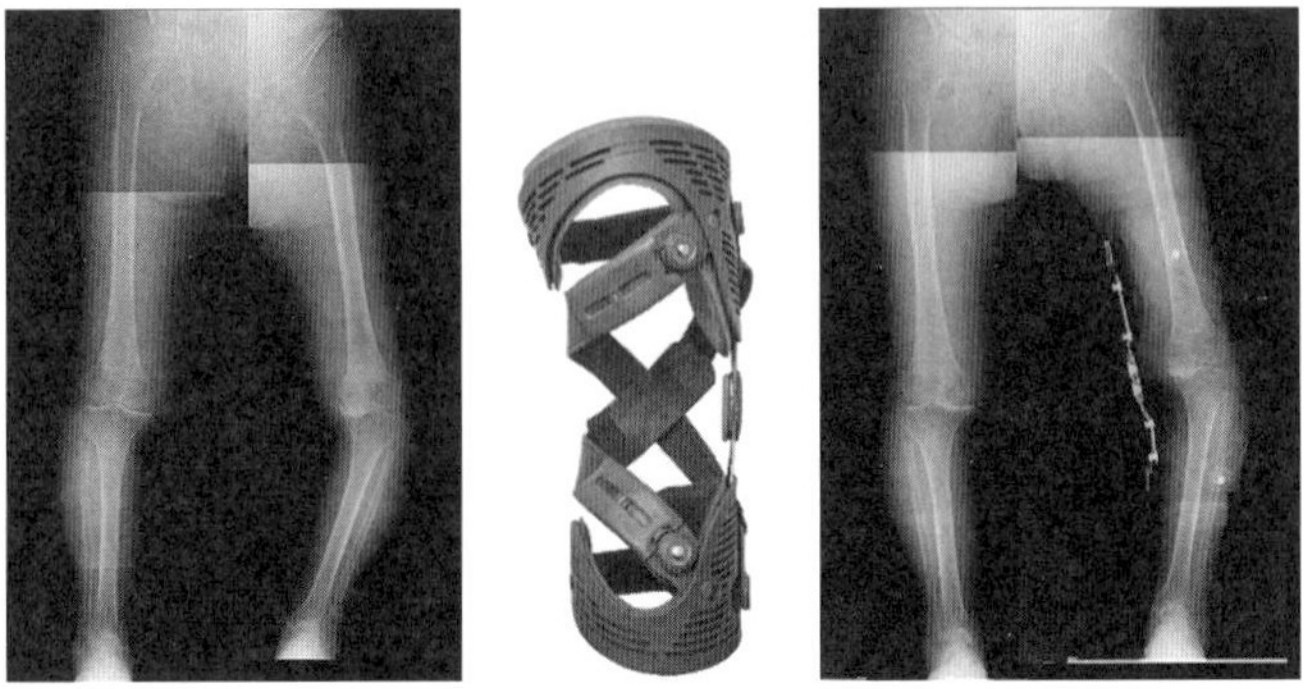

右下肢　左下肢　　装具　　右下肢　左下肢

装具装着前　　　　装具装着後

図5-1　重度な下肢の変形を装具によって矯正

左：装具装着前の立位X線写真。体重がかかった際に左膝の弯曲が強くなることから身体の重心が左に傾いている。このような状態では歩く時に左右に揺れて不安定である。

中央：アンローダーワンという膝関節装具。樹脂とゴムバンドで出来ており軽量であるが、下肢の変形を矯正することが出来る。上下に付いたダイヤルで矯正の程度を調節する。

右：装具装着後の立位X線写真。体重が左膝にかかっても左下肢が弯曲しないことから、身体の重心が右にシフトし、歩行の際にも左右に大きく揺れずに安定化した。

来ない。また歩行時には左右に大きく揺れる。

次にX線撮影で画像評価をした。立った状態で下肢全体が把握出来る特殊なX線撮影を行ったところ（図5－1左）、軟骨はすり減っているが、それそのものは重度とはいえず、左下肢の弯曲した変形は靭帯が弛緩したためと考えた。医療現場ではこのような下肢全体の骨格の並びをアライメント（注2）と呼ぶが、B

さんの場合は左下肢のアライメント不良が歩行困難の原因と判断した。

装具がゲームチェンジャーになる瞬間

これだけ変形が進行してしまうと、手術以外の方法で彎曲そのものの大きな改善は期待しにくい。しかし、本人も家族も手術は希望しないが、短い距離でも歩くことを希望している。そこでアンローダーワン（図5－1中央）という装具が合うのではないかと考えた。アンローダーワンは樹脂やゴムのベルトで作られており、極めて軽量であるのにもかかわらず、下肢のアライメントを調整出来る。

さっそくこの装具を装着してみると、下肢のアライメントが改善されただけでなく、立った時に左膝が安定化することで、身体の重心を右へとシフトすることが可能になった（図5－1右）。

このように手を加えた際にその場で得られる効果を即時効果というが、装具を装着するだけでこれだけの効果を得られるのであれば、その後のリハビリも期待が出来る。装具を装着しても、まだ左の股関節が外に開いた状態になっている（図5－1右）が、左股関節の可動域訓練を行えば大きく彎曲したアライメントをもう少し改善出来る可能性がある。

また立位や歩行を安定させるために、大腿四頭筋の筋力強化が必要だ。

装具によって緩んだ靭帯の機能を補うことで、いろいろなことが動き出し、もう治療出来ることがないと思われたBさんでも、まだまだリハビリで出来ることが増えた。即ち、装具がゲームチェンジャーになったのだ。

ここでは重度の変形性膝関節症の方のアライメント矯正の具体例を説明したが、膝関節のサポーターは代表的な装具の一つである。膝の靭帯損傷後に靭帯を保護するために用いるサポーターもあるし、重度の膝関節破壊の方が使うための金属支柱付き・膝関節角度可変式の硬性装具もある。逆に保温などを目的としたサポーターもある。このような簡単な軟性サポーターでも心理的効果や保温作用に加えて、膝関節痛の疼痛抑制効果は証明されている。ご自分の膝の病気、現在の状態に応じた、目的に合致した装具を使うことが重要である。

コルセットの目的と使い方

もう一つ代表的な装具としてコルセットについて説明しよう。最近ではドラッグストアやコンビニエンスストアなどの身近なところでも販売されている。このような簡易的なコ

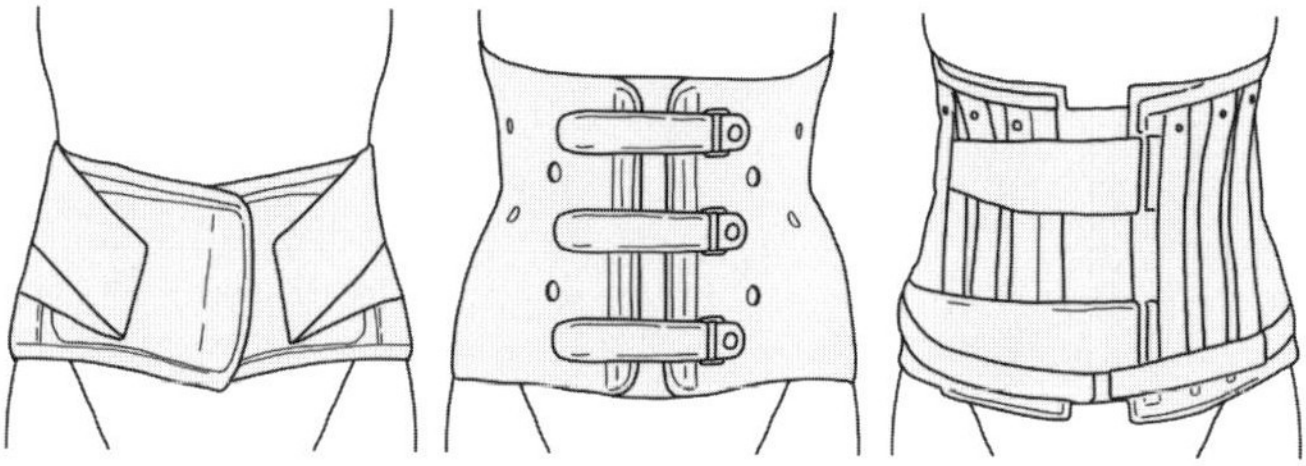

図5-2　コルセットの種類
左：軟性コルセット。　中：硬性コルセット。　右：ダーメンコルセット。
用途によって使い分ける必要がある。

ルセットは軟性コルセットと呼ばれ、弾力性のある支柱がコルセットの背中側に入っており、腰を支える機能を持っている（図5－2左）。お腹側はゴムやメッシュの素材で作られており、大きなマジックテープなどで貼り付けてコルセットを身体に密着させる。背中側の支柱がなく、全体が伸縮性のある素材で作られているものもある。支える力は低下するものの、装着時の快適性は高い。しかし脊椎の変形を矯正する場合には硬性コルセットという、固い素材で作られた装具を使う必要がある。

硬性コルセットは、背中側が固いプラスチックか金属の支柱で作られており、お腹側は複数の留め具によって固定する（図5－2中）。脊椎を支える力は高い。しかし装着してあまり快適なものではないため、脊椎圧迫骨折（脊椎椎体骨折）や、脊椎手術後のリハビリを進めるために、時期を限定して用いることが多い。さらに硬性コルセットを装着している期間は腰の曲げ伸ばしが出来ないため、背筋、腹筋が痩せてしまう。もともと体幹をしっかり固定して用いるギプスのようなものなので、側弯症の治療以外には長期間用いるものではない。それでは日常生活で使うコルセットは何が良いのだろうか。

もし日常生活で用いるのであれば、背中部分の支柱を強い素材にして、お腹部分をメッシュ素材で作った軟性コルセットと硬性コルセットの中間のようなダーメンコルセットがよい（図5－2右）。これは軟性コルセットよりも脊椎を支える力が高く、しかもある程度の軟性があるため、調整がしやすく快適性も高い。

軟性コルセットもダーメンコルセットも背中の支柱で脊椎を支えているというイメージが強いが、それだけでなく、これらのコルセットには前から腹圧によって脊椎を支えるという意味もある。

コルセット装着の効果

お腹を前から圧迫することで、お腹の内側の腹圧が高まる（図5－3）。高くなった腹圧はお腹の前からの圧迫に抵抗するとともに背中側の脊椎にも圧迫を加え、同時に上下方向にも圧を加える（図5－3）。コルセットの後からの圧迫とサンドイッチのように前後から挟んで支える。また上下に脊椎を引き延ばすような働きで、脊椎と脊椎の間にある椎間板の圧が低下し、痛みを軽減する働きもある。

　また日常生活では、食事の間には腰に負担のある動作は想定されないことから、腹部に負荷をかけないために食事の間は緩めてもらい、動き出す時に再びしっかりと装着するようにする。また就寝時も緩めるか外《はず》し、起床時に装着する。仕事で腰に負荷がかかる配送業や介護職の場合も、仕事中、強い負荷がかかるときはコルセットを装着して、そうでな

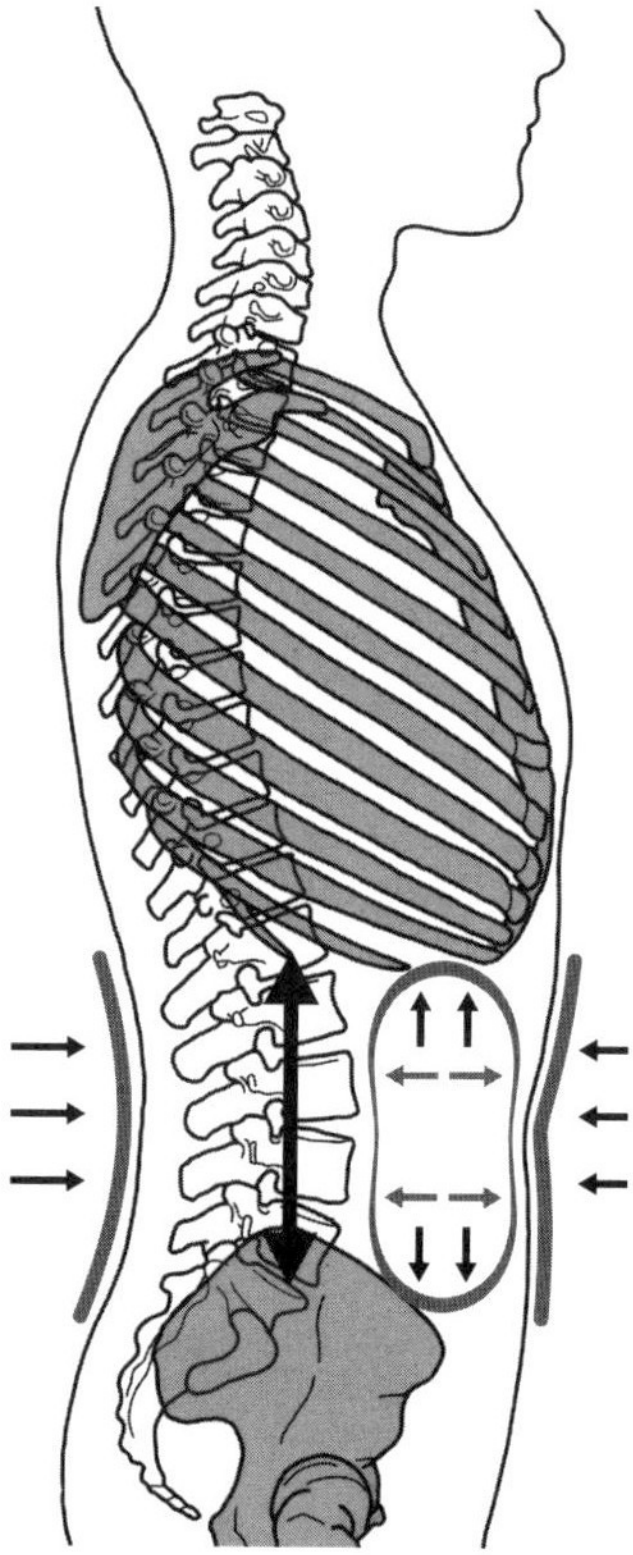

図5−3　コルセットの仕組み

　コルセットによってお腹側からと背中側から圧迫を加えると腹部内圧が上昇する。上昇した腹部内圧は脊椎を前から圧迫し、上下に脊椎を広げることで脊椎を安定し、椎間板に加わる負荷を軽減する。

い時は外しておくとよい。

コルセットについても様々な種類のものがあり、その目的や使い方を理解することで、もっと有効に、もっと快適に、使いこなせるはずだ。

その他の装具類

代表的な装具として、膝装具と腰椎コルセットについて説明したが、それ以外にも装具の種類は数多い。

まず代表的なものとして、膝装具と同様に関節を保護するものがある。足首の捻挫後などに使う足関節サポーターは、装具として代表的なものである。捻挫などの外傷後に使うだけでなく、変形性足関節症や、扁平足による疼痛などに対しても使うことは多い。肘関節や手関節などでも、外傷後だけでなく、腱鞘炎などの慢性的な痛みに対して使われることも多い。

次に形を矯正したりサポートするものがある。有病率の高い外反母趾《がいはんぼし》の矯正装具などは代表的なものである。扁平足やその他の足部の疾患におけるアーチサポート（足底挿板）もよく使われる。これは足部の痛みにオールマイティな効果を発揮する。手指の変形の矯

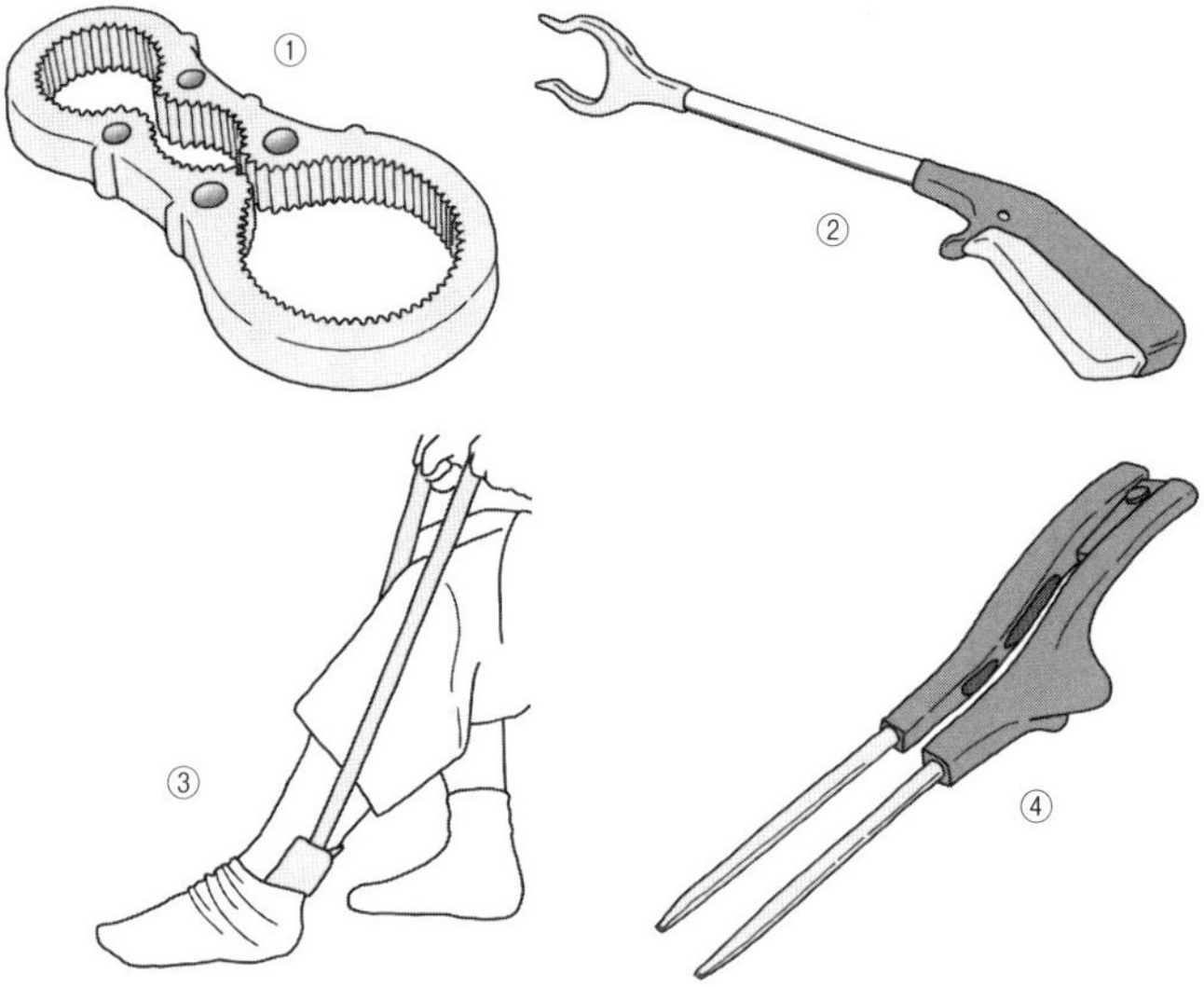

図5-4　いろいろな自助具の例

①ペットボトルオープナー　②リーチャー　③ソックスエイド　④手指変形の方のための箸。それぞれ、いろいろな工夫をされたものがあるので、障害や不自由の程度に応じて選んでみよう。

正に使われる装具もあるが、指はよく使う部分であるだけに、どのような時にどのようなものを使うか、材質を含めてよく相談して使う必要がある。

　それから装具とは少し異なるが、生活をやりやすくするために使う各種の器具がある（図5－4）。ペットボトルを開けるのに役立つオープナーや、上のもの・下のものをつまむのに使うリーチャーなどは代表的な自助具である。その他にも、靴下を履きやすくするソックスエイド、変形した手指でも食事がしやすいような箸や、背中を洗いやすくする長柄ブラシなど、数多くのものが開発され、使われている。それほど値段も高くなく、インターネットで簡単に購入出来るし、最近増えている健康器具の販売店や、日本リウマチ財団などの公共団体からも販売されている。日常生活で感じる不自由に応じて便利と思われるものを探してみるとよい。

装具を使いこなすには

装具には非常に多くの種類がある。その多くの種類の装具の、目的・機能・使用方法を個人が勉強して、そのすべてを理解するのには限界がある。そこで装具をうまく使いこなすためには、「聞くこと」が最も有効である。まずは主治医に相談するのが良い方法ではあるが、必ずしも医師が装具のすべてのことを知っている訳ではない。また、質問や相談をしにくい場合もある。

そのような時に頼りになるのが、リハビリや装具について詳しい医療専門職である。理学療法士や作業療法士は、装具によってどのような機能を代償するか、装具を用いてどのようにリハビリを進めていくか、どのくらいの期間装具を装着するか、装具を着けてどのように生活するか、装具を外した後はどのような生活を送ればよいのか、というような装具を用いたリハビリに関するプロフェッショナルである。また装具の着け方や装着状態のチェックをしてもらうことも可能である。それらの疑問を解消する事で、リハビリの効率は高くなり、リハビリや装具を外した後の計画も立てやすくなる。

装具を学習

装具の着け心地やサイズなどが気になる場合は、義肢装具士に相談すると良い。オーダーメイドの装具は、義肢装具士が医師からその装具の用途や目的を聞き取り、体形やサイズを測り、最も目的や体形にフィットしたものを作ってくれる。それでも装具のどこかが当たって痛いとか、装具が緩んで十分に固定出来ない、といった場合には気軽に装具の調整に応じてくれる。また既製品の装具の知識も豊富であることから、リハビリ期間が終了した後にも、生活の利便性を高める装具や器具の相談をすることが可能である。

このように装具を使用し始めた初期段階においては、医療専門職に相談することが有効である。そして装具を使い慣れていくにつれて、装具に関する知識は増えていく。この時に自分自身も装具を使うことの意義や使用方法について学習することが必要である。自分自身で学習することでさらに自分自身の生活や体形、目的にフィットした装具の使い方が出来るであろう。

装具を用いることも、装具を使ってリハビリをすることも、そして学習して使いこなすことも含めたすべてがリハビリである。

▼コラム　訪問処方

梅雨のあけた青空の下、中国山地の山の中を一台の軽自動車が上っていく。新緑の葉の間から時々差し込むまぶしい光に目をほそめ、開けた窓から吹き込む風を感じながら……などとゆっくりしていることは出来ない。

役場の前に軽自動車を止める。トランクから手早くバケツや石膏ギプス、ブルーシート、様々な書類が入ったファイルケースを取り出す。既に役場の一角には椅子や机の準備がされている。机の上に書類、メジャー、角度計、印鑑セットを広げ、ブルーシートの上に水をたっぷり満たしたバケツを置き、衝立を立てかけ、白衣を羽織ると、簡易的な診察室の出来上がりだ。既に三人ほどの方が、一か月くらい前に出した手紙を手に、丸椅子に座って順番を待っている。

これは義足の「訪問処方」というもので、義足が必要な方が住んでいる地域の役場や公民館を借りて、義足の採型をして回るというサービスだ。義足は毎日使うものなので、だいたい二年くらいで壊れてくる。このため、新しく作り直したり、修理が必要であるが、脚の悪い方に山間部から町の病院に出て来て頂くのは大変だ。それならこちらから伺って作らせて頂きます、ということである

中にはボロボロになるまで、義足を使い込んでいる方もおられる。「どうしてこんなにボロボロになってしまったのですか」、というような話をするのは役場の職員の仕事だ。「どこそこの畦の草刈りをしている時に」とか、「前の年の台風の時に無理をして」とか。それだけではなく、今年生まれた牛や、長く続いた雨で野菜の育ちが悪いと言ったところにまで話は膨らんで、みな職員と話をするのが楽しそうだ。

しかし、私はそこに加わることは出来ない。脚の傷の状態を調べて、新しい義足への要望を聞き、脚の長さ、関節の角度、筋力を測ってカルテに書き込む。必要な義足の名称を書いて判子を押すと、隣で義肢装具士が手際よく石膏ギプスを足に巻いて義足を作るための足型を取る。そして乾いた後の足型を壊れないように大切に保管して

いく。

あちらではペチャクチャ、こちらはカリカリ、ペタン、シュッシュッシュとテンポ良く仕事をこなす。二か月後に新しい義足を届ける時にはもう少し、ゆっくりと話もさせてもらえるが、この「訪問処方」の時には時間がない。なにしろ、日が暮れるまでに、あと五か所ほどを回らないといけない。そのあたりの事情は義足を作りに来られる方々や役場の方もわかっていて、おしゃべりは役場の職員の仕事という訳だ。

最後の方の足型を義肢装具士が取っている傍らで、書類をまとめ、乾いた足型を軽自動車のトランクに丁寧に収納していく。最後の足型をしまい込む時には、白衣も脱ぎ、役場の職員の方と来年度の訪問の打ち合わせをすませてある。軽自動車に義肢装具士と二人で乗り込み、エンジンをかけ、見送ってくれている皆さんに手を振って出発する。

次の集会所は山の向こうだ。（青山）

▼コラム　アシストロボットとビッグデータ解析

アシストロボットは、老化による筋力の衰えや脳卒中などの麻痺によって、歩行や上肢を動かすのに支障のある高齢者や患者さんの生活を補うものとして開発されてきた。最初に開発されたのは外骨格型ロボットというもので、手や足に固定具を取り付け、モーターの動力によって関節部を動かし、手足の動きをサポートするものである。使用場面の想定としては、脳卒中による麻痺によって手や足を動かせない患者さんの動きのサポートを行う。発想としては動力付きの装具のようなイメージである。

さらに関節の動きに合わせて、患者さんの麻痺した筋肉に電気刺激を加えることで筋収縮を促すものや、人工筋肉と呼ばれるゴムやゲルを用いて、動きを滑らかにするものなど工夫が重ねられてきた。

ところが脳卒中直後の急性期に効果が発揮されるだけでなく、麻痺の改善はこれ以上期待出来ないと考えられる慢性期においても、アシストロボットを用いることで機能の改善が促されるという事例が出てきた。

南征吾（注3）の研究によれば脳卒中発症後七年経過した患者さんでも、上肢用アシステムロボットを用いてリハビリを行うことで、三か月後には上がらなかった上肢を、アシストロボットなしでも上げることが可能になったということである〔2〕。

通常、脳卒中などの麻痺は発症後半年くらいで症状が固定され、それ以上の改善は期待出来ないと考えられている。しかしアシストロボットを用いることで、七年間も上げることが出来なかった上肢を上げることが出来るようになったのはなぜだろうか。

これは手が動かない、歩けないということの原因が麻痺のためだけでなく、患者さん自身が身体をどのように動かすか、わからなくなってしまったことが原因である場合があるからである。それをアシストロボットが教師役となり、再教育を行うことで、どのように動かすかを思い出した、という。アシストロボットが麻痺した動きをサポートし、その動きに合わせて麻痺から回復した一部の筋を刺激することで、どの筋にどのようなタイミングで力を加えればよいかをアシストロボットが教えてくれたのである。

アシストロボットの新たな使い方が明らかになると、その設計思想も変わり、運用方法も変わっていく。従来のリハビリ手法と組み合わせて、アシストロボットを用いた新たなリハビリが創出される可能性がある。

インターネットやスマートフォンの普及に伴い、発展してきたビッグデータ解析や人工知能、デジタルトランスフォーメーション（DX）技術は、現在の医療状況を大きく変えようとしている。また、身体に付けているだけで、血圧や脈、活動性などの様々な生体由来情報を入手出来るウェアラブルデバイス（注4）は、患者さんが毎日、質問に回答する手間を省き、気が付かないうちに毎日の生活状況を蓄積することを可能にする。

毎日患者さんが回答した膨大なデータは、ビッグデータ解析技術によって、様々な評価指数を演算、解析することを可能にし、より適切な現状評価とリハビリ方法を示すことが出来る。もしかして、それらの日常生活状況の自動解析結果を人工知能によってアシストロボットに指示すれば、患者さんは病院に行かなくても自宅でリハビリを行うことが可能になる……かもしれない。（青山）

注1　エドウィン・スミスのパピルス　古代エジプトの外傷治療についてパピルスに書かれた医学書。エドウィン・スミスが購入した書物と言われているが来歴は明らかでない。

注2　アライメント　並べる、整列というのが本来の意味。医療で用いられる場合には骨の並びや関節のかみ合わせなどの骨の位置関係を表わす。

注3　南征吾　作業療法士。群馬パース大学リハビリテーション学部教授。アシストロボットを用いた新たな作業療法を提唱している。

注4　ウェアラブルデバイス　身体に装着して用いることが出来る小さなコンピューターデバイス。センサーを搭載することで、血圧、脈、視野、歩行などの生体情報を測定する。

参考文献

［1］Breasted JH : The Edwin Smith Surgical Papyrus : Hieroglyphic Transliteration, Translation And Commentary V1. *Kessinger Publishing*, 2010

［2］Minami S et al: Effect of home-based rehabilitation of purposeful activity-based electrical stimulation therapy for chronic stroke survivors: a crossover randomized controlled trial *Restor Neurol Neurosci* 39(3) : 173–180, 2021

第六章

手術を受けるためのリハビリテーション

——手術前にも後にもリハビリテーション

運動器の手術

運動器の疾患に対して、不幸にも手術を受けることがある。その場合のリハビリはどうしたらいいのだろうか。この章では、運動器の疾患、特に慢性疾患に対して手術を受ける時にリハビリをどうしたらいいのかについて説明する。

手術、特に運動器に対する手術は、戦場において古くから行われてきた。その後骨折に対する手術治療の革新が行われ、現在世界中で行われている人工関節置換術、術後の回復を格段に早めた関節鏡手術、脊椎変形矯正手術、顕微鏡を用いた各種の手術などが発達してきた。

そしてそのすべての手術の目的は「障害された運動機能をよりよく回復させるためにはどうしたらいいのか」という一点に絞られてきた。

ここでは手術を受ける方のためのリハビリを説明していくが、その前にごく簡単に、手術法について説明したい。関節と脊椎の慢性疾患に対する手術に大別して述べてゆく。

関節に対する手術

関節に対する手術としては、関節鏡を用いた手術、関節周囲骨切り術、人工関節置換術が代表的なものである。

関節鏡の手術では、数ミリ径の細いカメラを用いて、半月板、靭帯などの縫合・再建や、骨棘《こっきょく》などの切除が行われる。関節鏡手術の最大のメリットは、関節への侵襲《しんしゅう》を最小限に出来るという点である。それは術後回復期間の短縮に直結する。

骨切り術とは、例えば膝関節ではO脚などのアライメント異常を矯正するなどの手術である。アライメントや関節適合性改善のために、股関節、足関節など多くの関節で行われている。

人工関節とは文字通り、変形した関節を人工関節に取り換える手術である。人工関節のメリットは、どのように関節が変形してしまったとしても治療が可能であり、しかも人工関節は一般にかなり長持ちする。股関節や膝関節では、術後三十年経っても手術直後と同じように使っている方も珍しくはない。一方、関節機能やその関節の寿命を人工のインプラントに任せることになる。

脊椎に対する手術

脊椎に対する手術はおおむね二つに大別され、神経の圧迫をとる手術と、変形した脊椎

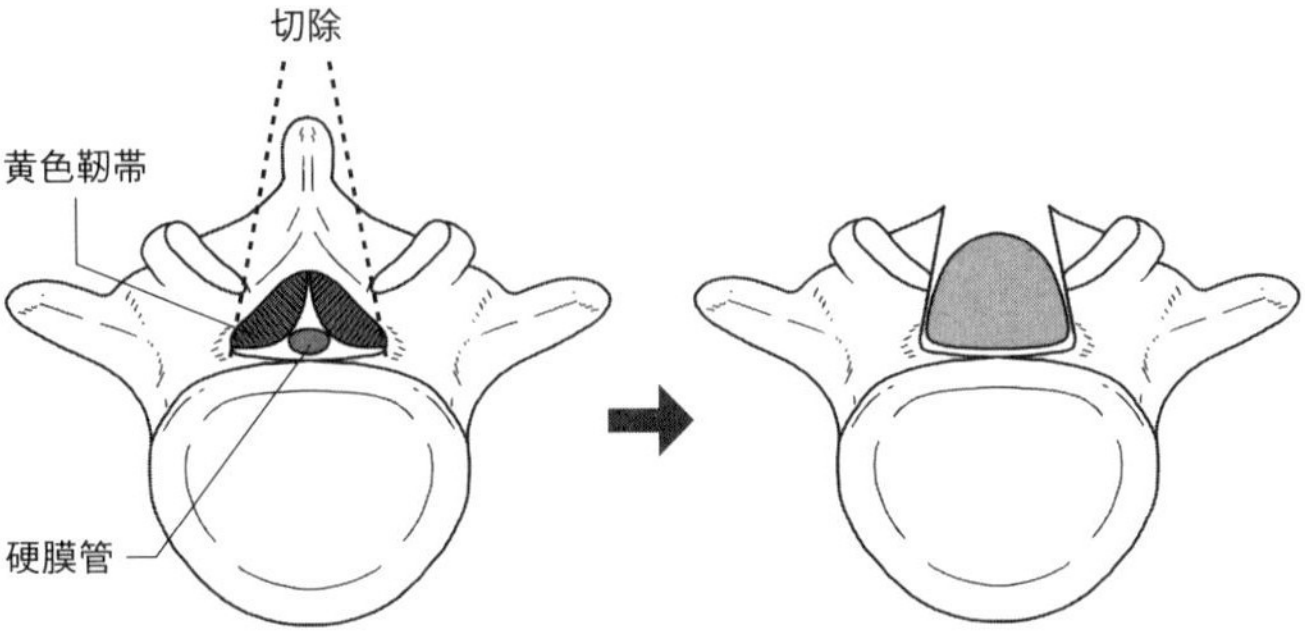

図6-1　腰椎椎弓切除術

変形性腰椎症に対する手術の一例。神経を圧迫している黄色靭帯を椎弓と同時に切除し、圧迫を解除する。『変形性脊椎症』より。

を矯正して固定する手術である。

前者は神経に対して椎間板や骨が圧迫していて、痛みや麻痺を起こす場合、それを切除することで症状を緩和する（図6－1）。ただ手術をしなくても、第四章で述べたような「保存治療」法でも治ることがあることは知っておきたい。しかし急性で重度の麻痺が起こった場合は、急いで病院を受診し、手術を受ける必要がある。

一方矯正固定術は、過去二十年間に大きく進歩した分野である（序章図2）。高齢者の脊椎変形が増加しつつある現在、より安全に短時間で出来るようになっている。

とは言え脊椎手術の難しいところは、思い切って手術をしたとしても、良くなった症状がいつまで保たれるのか不確実であることである。

いつ、どのような状態で、どのような手術を受けるかは、そのリスクも含めて脊椎専門医とよく話し合って決定することが重要である。屈伸角度も、手術の内容や状況によって変わるし変えられるので、医師や療法士とよく相談しよう。

手術治療で何を目指すのか

前述したように、運動器に対するほとんどの手術の目的は、その機能回復である。即ち、痛みが取れて歩ける距離が伸びる、出来なかったことが出来るようになるなどである。その目的のために、「治療期間が短く最も効率的でかつ安全である」ということを基準に治療を選択する。

一方どのような手術でも、簡単で早いにこしたことはないが、それに気を取られ過ぎて、機能回復が不十分では本末転倒である。まずは、しっかりと治すということを最優先に考えるべきである。

手術前のリハビリテーションの選択

慢性疾患の場合、手術を決めても、手術日までには少し時間がある。その期間は手術の内容や病院にもよると思われるが、およそ一か月から三か月ではないだろうか。場合によって半年ということもあるかもしれない。

その場合、ただ単に手術の日を待っているだけなのはもったいない。手術まで、入院のその日まで、リハビリをしよう。痛いから手術を受けるのであって、痛いからリハビリは出来ないと言われるかもしれない。もちろん、痛いのを我慢して無理にやろうというのではない。「痛みがひどくならない範囲で、少しでもリハビリをしよう」という提案である。

実は、術後どれくらい良くなるか、あるいはどのくらい早く良くなるかは、術前の筋力を含めた機能によって大きく変わる。例えば筋力がある方は、どのように変形が強くて困っていた方でも術後の機能は優れている。術前の状態は術後の機能改善に大きな影響があることが多くの研究結果で示されている。

どのようなリハビリをどれくらいしたらいいかは、病気の内容次第なので一概には言えないが、第三章、第四章で示したようなリハビリはおそらくほぼすべての運動器の病気に対して、程度の差こそあれ有効である。もちろん、執刀医に相談してもいいだろう。あなた自身があなた自身の病気をよく理解して、その病気と状態に応じてリハビリを選択することが大切なのである。

手術後のリハビリテーションの注意点

それでは術後はどうしたらいいのだろうか。以下に術後の時期による注意点について述べる。

まず、術後早期を「急性期」と言い、手術の影響がまだ強い時期、出血が続いたり、腫れが強い時期のことである。概ね術後一週間から二週間である。次にそれらの影響が収まってくると、「回復期」に入る。手術によっては既に退院して自宅療養している時期かもしれない。しかしまだ日常生活には十分戻ってはおらず、元の生活を目指して頑張っている時期である。そしてさらに重要なのが、日常生活に戻ってからである。その期間を「維持期」という。「急性期」「回復期」「維持期」を順に見ていこう。

手術は身体に侵襲を与えるものであるから、その侵襲に対して身体が治すための反応を起こす。「急性期」では、その反応が順調に進むことが最優先である。即ち、いくら動きたくても、手術の傷が十分に癒えていなければ、また動くことが治癒反応を阻害するのなら、安静が必要である。出血しているのに動いたら止まる出血も止まらなくなる。ただし、その間も出来ることはした方が良い。例えば右膝を手術したのなら、左脚や両上肢は動かせる。右脚も股関節や足関節は動かせる。膝も屈伸しなければいいのなら、膝を固定した

	術前	治療内容		前日	手術日	1日目	2日目	3~6日目	7~14日目	15日目~
						病棟		リハビリテーション室		
理学療法プログラム	術前評価・術前指導	呼吸運動			腹式呼吸 →					
		関節可動域運動			安静	膝関節他動運動／自動介助運動⇒自動運動⇒家庭での運動指導				
		筋力強化運動			足関節自動運動 →					
						大腿四頭筋セッティング →				
							膝関節自動介助運動⇒自動運動			
								⇒抵抗運動⇒家庭での運動指導		
		評価		術前評価					7日目評価	
		基本動作練習	その他			起き上がり練習 →				
						端坐位保持練習 →				
						立ち上がり練習 →				
						車椅子移乗練習 →				
			歩行				歩行器 ⇒ T字杖 ⇒ 応用歩行（階段昇降等）			

図6-2　人工膝関節全置換術後のリハビリプロトコールの例

自動運動とは自分でする運動、他動運動とは、他人ないし他の部位を使って助けながら動かす運動のことである。

まま、右脚を上げたり下げたりすることが出来る。体重をかけなければいいだけなら、右膝も屈伸練習が出来る。

参考までに「人工膝関節全置換術の術後リハビリプロトコール」の例を挙げる（図６－２）。あくまで急性期のリハビリのみであるし、病院によってこれより早い場合も遅い場合もあるだろう。しかし目安にはなるだろうから、参考にして頂きたい。

さらに、身体はなるべく上体を起こした方が、心臓、肺などの内臓機能は回復しやすい。そして、食事は出来るだけ食べた方が良い。食事は手術侵襲から回復するための最大の手当てであるし、また食事をすることで消化管の働きも回復する。麻酔の影響でむかついて食べられないかもしれない。しかしそれでも、少しでもいいから口に入れて咀嚼し、また消化管を動かすほうがよい。もちろん飲水は必須である。もしかして入院中に減量することを考える方もいるかもしれないが、それは少なくとも急性期にはご法度である。主治医ないし療法士と相談して、少しでも出来ることをすること。そのことが、より早い、より良い回復に繋がる。

また睡眠も重要である。身体が疲れて昼間も眠くなるだろうが、なるべく昼間は起きていて、夜間に寝るよう心がけよう。夜間眠るためには睡眠薬を頓服として使用してもよい。

ただし常用は避けよう。最後にこの時期は痛いものである。動かせばさらに痛くなる。その場合、痛み止めを飲むのを躊躇しなくてもよい。痛くてリハビリが出来ないよりは、痛み止めを飲んでもリハビリが出来る方がはるかに回復が早くなる。急性期の痛み止めの服用は遠慮しないでおこう。

傷が癒えて創部の腫れも良くなってきたら、いよいよ日常生活に向けてリハビリを加速する「回復期」に入る。この時期はまだ創部の腫れや痛みが残っていることも多いだろう。しかしかなり回復してきているはずだ。下肢や脊椎の術後なら、まずは歩くことが最優先である。松葉杖や杖も、主治医及び療法士の指示を守って適切に使用する。歩行器も歩行初期にはとても便利である。

関節の動きと筋力の回復が、この期の二つの大きなトレーニングポイントである。膝なら膝関節の屈伸、大腿四頭筋とハムストリングのストレッチと筋力訓練をしよう。腰椎の術後の場合はコルセットを着けるように言われるかもしれない。どのくらい腰を動かしてもいいのかよく指示を聞いて、適切に動かそう。

そして、ご自分の日常生活を考えて、必要な動作の練習をしておこう。買い物に歩いて行くのが目標かもしれないし、仕事で重いものを持つのが目標かもしれないが、それを目指して一歩一歩リハビリを進めていこう。ここでも大切なのは、自分に必要なもの、足りないものは何かを考えて、その日の状態を把握し、その日その時に適切なリハビリを選択して行うことである。家の中の床の段差や階段を上り下りするにはどうするのか、お風呂に入るにはどうするのか、など、家での生活を一つ一つ考えて、具体的なリハビリ内容を相談してクリアしていこう。

しかし途中で痛みが出て進まなくなったり、思うように出来ないこともあるだろう。焦る気持ちがあっても、悪化させて逆戻りになっては元も子もない。必要なだけしっかり安静にして、必要な薬を飲んで、症状が回復してきたら、またリハビリを開始しよう。

いったん日常生活に戻り、さらに職場復帰したら「維持期」であるから、もう手術したことは忘れてもいいのだろうか。そういう訳にはいかないし、忘れない方がいい。手術した部位は、完全に元に戻った訳ではない。先に述べたように、悪化することはありえる。また少し時間が経ってから合併症を起こすこともある。手術した部位をなるべく良い状態に保ち、長持ちさせるのに最も重要なのがリハビリである。

関節の手術の場合、やはり原則は関節の動きと筋力を維持することである。手術した関節はもちろん、その前後、例えば膝関節なら股関節や足関節にも気を配ろう。また反対の膝も注意した方が良い。一方の膝が悪くなると、もう一方の膝も悪くなることはよくあるからである。しかし逆に、一方の膝を手術したら、逆の膝の痛みがとれたというケースもよくある。それは手術するとその膝が痛くなくなり、そちらで十分体重をかけたり負担をかけたり出来るので、反対の膝の負担が減るからである。

筋は、その関節の前後の筋に特に気を配ろう。膝なら、大腿四頭筋、ハムストリング、下腿三頭筋、前脛骨筋などである（第二章参照）。腰椎の手術の場合は、手術した部分のストレッチをよくして、出来れば腹筋、背筋のトレーニングを取り入れよう。そして、症状の変化にはいつも注意しておこう。手術した部位に少々の痛みが起こることは気にし過ぎなくていいが、いつもと違う痛み、これまでと違う症状が出た場合は要注意である。すぐに病院に駆け込まなくてもいいが、まずは安静にして、もしそれでも症状が続くようなら病院を受診しよう。

最後に、これらの注意事項と合わせてリハビリすべては、軽くてもいいから長く続けることが重要である。一時期サボってしまったとしても構わない。また再開しよう。そして、自分に合わせて、その内容を少しずつ調整しながら行うと良い。ある時は適切だったエクササイズやストレッチが、時間が経つと不適切になることもある。おかしな症状が出たと思ったら、内容を考え直そう。せっかく頑張ってした手術の結果を、なるべく長持ちさせることを考えよう。自らが自らを治すのがリハビリであることをもう一度思い出そう。

▼コラム　手術の結果が思わしくない時

手術は、よい結果を望んで、即ち、症状がよくなり、歩行などの機能がよくなることを目指して受けるものである。しかし残念ながら、その結果が思わしくないことがありえる。そのような時にどう考えて、どうしたらいいのだろうか。そのような時には、まず手術前、自分が望んでいたことがなにで、どの点がどのように「思わしくない」のか、分析してみよう。

まずありえるのが、症状が思ったほどよくならないことである。痛みがとれると思っていたのにとれない、もう少し歩けるようになると思っていたのに、思うように歩けない、などである。この原因として、手術の結果は通常通りだが自分の期待以下だった、または手術の結果が通常通りより悪かった、という可能性がある。前者の場合は、期待が高過ぎたので、自分が説明以上に期待し過ぎたか、医師の説明が不十分であったかのどちらかであろう。両方あるかもしれない。後者の場合は、その理由が診断や治療の経過にあるのか、あるいは診断や治療は通常通り行われているのに、結果としてあまりよくないことになってしまったのか、の二つの可能性がある。

もう一つ、治療に伴う合併症や副作用の場合もある。骨関節手術の代表的な合併症として、感染症、創傷治癒障害、骨折、神経や血管の障害、静脈血栓塞栓症などがある。いずれの場合も、どのような手術でも一定の可能性はあるが、単なる確率的なものなのか、なにか原因や理由があるのかについては検討の余地がある。

診断や治療は自分ではわからないことが多いだろうから、医師や医療者にその経緯や理由を詳しく尋ねたほうがよい。きちんとした、誠意のある医師や医療者なら、その経緯や理由を詳しく説明してもらえるはずである。そしてまずは、その経緯や理由に自分が納得がいくかどうかが大切である。納得がいかないのなら、納得いくまで説明を求めよう。もし担当医師の説明が不十分と思うのなら、上司や病院側に公式の見解を求めてもよい。この時、正式な説明文書をもらえるように頼んでもよい。どうしても納得がいかない場合は、弁護士など公的な第三者に依頼して説明を求めてもよい。重要なのは、十分納得することで、それが次の治療の基礎となる。

もし納得したのなら、それをどのように解決するか、医師としっかり相談しよう。医師は、思わしくない結果について既に経験のある場合もあるし、初めての場合もあるが、いずれにせよ、その対策を練っているはずである。その対策をよく聞いて、納得の上で治療を受けよう。もし納得がいかないのならその治療を受ける必要はないし、納得がいかない説明を繰り返されるのなら、担当医師ないし病院を変えるしかない。遠慮はいらないので、そのように宣言しよう。

残念なことに、手術の結果が思わしくないことは、珍しいことではない。周りの方がうまくいっているのに、なぜ自分は、と思う気持ちを抑えるのは難しいものである。しかし医療とは、往々にしてうまくいかないことがあることも確かである。どんなに優れた医師が、最大の注意と最高の技術を駆使して手術をしたとしても、結果が思わしくないことはありうる。結果は結果として、それをどのように解決するのかを考え、実行するために、思わしくない結果が起こった経緯を理解し、それをどのように解決するのかを医療者と一緒に考えよう。

そしてすべての基盤となるのが、患者と医療者との信頼関係であることは、間違いのないことである。（伊藤）

参考図書

伊藤宣監修、伊藤宣・西田圭一郎・布留守敏著『関節リウマチ――「流れる」病気、関節リウマチを知る』ミネルヴァ書房、二〇一六年

伊藤宣監修、伊藤宣・石島旨章・岡崎賢著『変形性関節症――関節が老いたのか、関節軟骨の変性とはなにか』ミネルヴァ書房、二〇一七年

伊藤宣監修、播广谷勝三著『変形性脊椎症――背骨の痛み、どうして痛いのか、痛みと付き合う法』ミネルヴァ書房、二〇一七年

第七章

内臓と脳のリハビリテーション

―― 運動は内臓と脳をよくする

ヒポクラテスから始まる

もう一度ヒポクラテスに戻ろう。ヒポクラテスは、内臓についても多くの言葉を残した［1］。曰く、

- すべての病気は腸から始まる。
- 汝の食事を薬とし、汝の薬を食事とせよ。
- 病気は食事療法と運動によって治療出来る。
- 食べ物で治せない病気は、医者でも治せない。
- 健全なる身体を心がけるものは、完全なる排泄を心がけなければならない。
- 心に起きることはすべて身体に影響し、身体に起きることもまた心に影響する。

など、数多い。まだ内臓について解剖的知識もない時代であったため、偏りがあるのは否めないが、身体の自然治癒力、それに運動と食事が与える影響については明確に認識し、指摘している。

またガレノスは、心臓が血液を送り出し、静脈を経て心臓に戻ってくるという血液循環

系の存在を提唱した〔2〕。ガレノスは動物の血管を縛って血液の流れを止め、その時に起こる反応を確かめる実験を行った。また身体を引っ張る、圧をかけるなどの様々な刺激を加えた際に起きる現象を調べ、科学的な検証方法を用いて生体の反応を明らかにした。このように経験的にも科学的にも運動などの様々な刺激が臓器の健康を維持するだけでなく、病的な状態を改善することが伝えられてきた。

運動と内臓の連繋

運動を行う際には手足だけでなく体幹を含めた全身の筋を使う必要がある。これらの筋を動かすには酸素と栄養、そしてそれを送り届ける血液が必要である。酸素の供給源は肺なので、運動時にはより多くの酸素を供給するために、肺を大きく膨らませ、大気中の酸素を取り込む必要がある。肺で得られた酸素は心臓から動脈血として、筋を含む身体中の各組織に送り出される。また筋が収縮するためには酸素だけでなく、多くのエネルギーが必要である。これらのエネルギーのもとは腸管から吸収されるので、エネルギーが不足すると腸管運動が盛んになって吸収を促す。そして消費されたエネルギーの代謝物は、尿、便などの老廃物として排出される。つまり運動によって酸素がより多く取りこまれて二酸化炭素が放出され、また栄養源が吸収され、老廃物が排出されるといった代謝を亢進するため、運動と内臓は明確に連繫している。

さらに全身の各部分である運動器、循環器、呼吸器、消化器、免疫系、神経系はいつも連動しており、生体になんらかの刺激を加えることで、これらの連繫はさらに強くなる。そこで運動を治療手段として、呼吸器、循環器、消化器の様々な疾患に対するリハビリが行われるようになってきた。

それでは運動を用いたこれらの臓器の治療にはどのようなものがあるか見てみよう。

肺のリハビリテーション

肺に疾患のある患者さんは、呼吸をするのが苦しい。それ故さらに運動をすればもっと苦しくなるのではないか、と思うであろう。しかし苦しくなるということを理由に動かないと筋はより衰える。

呼吸のために肺を動かす横隔膜や肋間筋、腹筋も筋であるので動かさないでいると萎縮し、筋の動きも肋骨の動きも悪くなる。関節を動かさないでいると関節が固くなるように、深い呼吸をしないでいると肺、胸郭自体も固くなり、伸縮性が低下する。その結果、酸素を含む大気をたくさん取り込むことが出来ず、二酸化炭素を多く含む古い空気が肺の中に残ってしまい、より苦しくなってしまう。そこで、肺に対する「呼吸のリハビリテーション」が必要になる。

肺の慢性疾患の代表である「慢性閉塞性肺疾患（COPD）」という疾患は、たばこの煙や有害物質を含んだ空気を長期間呼吸することによって、気管支に慢性的な炎症が引き起こされる疾患である。気管支が炎症を起こすと、気管支が狭くなり空気の出入りがしにくくなる。また肺の中の小さな袋である肺胞が壊れることで空気の入れ換えが難しくなる。空気を吸う事にも難渋するが、肺の中に溜まった古い空気を最後まで吐き出すことも出来なくなり、肺の中には古い空気が滞り、さらに苦しくなる。重症化が進むと、トイレに行くことや服を着替えるだけでも息苦しく、会話も困難になる。

呼吸リハビリの運動療法は呼吸トレーニング、日常生活を送る際に必要な筋の強化、持久力強化から成り立っている［3］。肺を包み込んでいる胸郭を大きく広げるストレッチ（図7－1）を行い、これらの筋を柔軟にして肋骨と肋骨の間を動きやすくする。その上でそれぞれの筋を強化するトレーニングを行う。同時に「口すぼめ呼吸」（図7－2）という口をすぼめて長く息を吐き出す呼吸方法を習得する。COPDの際には肺の中にた

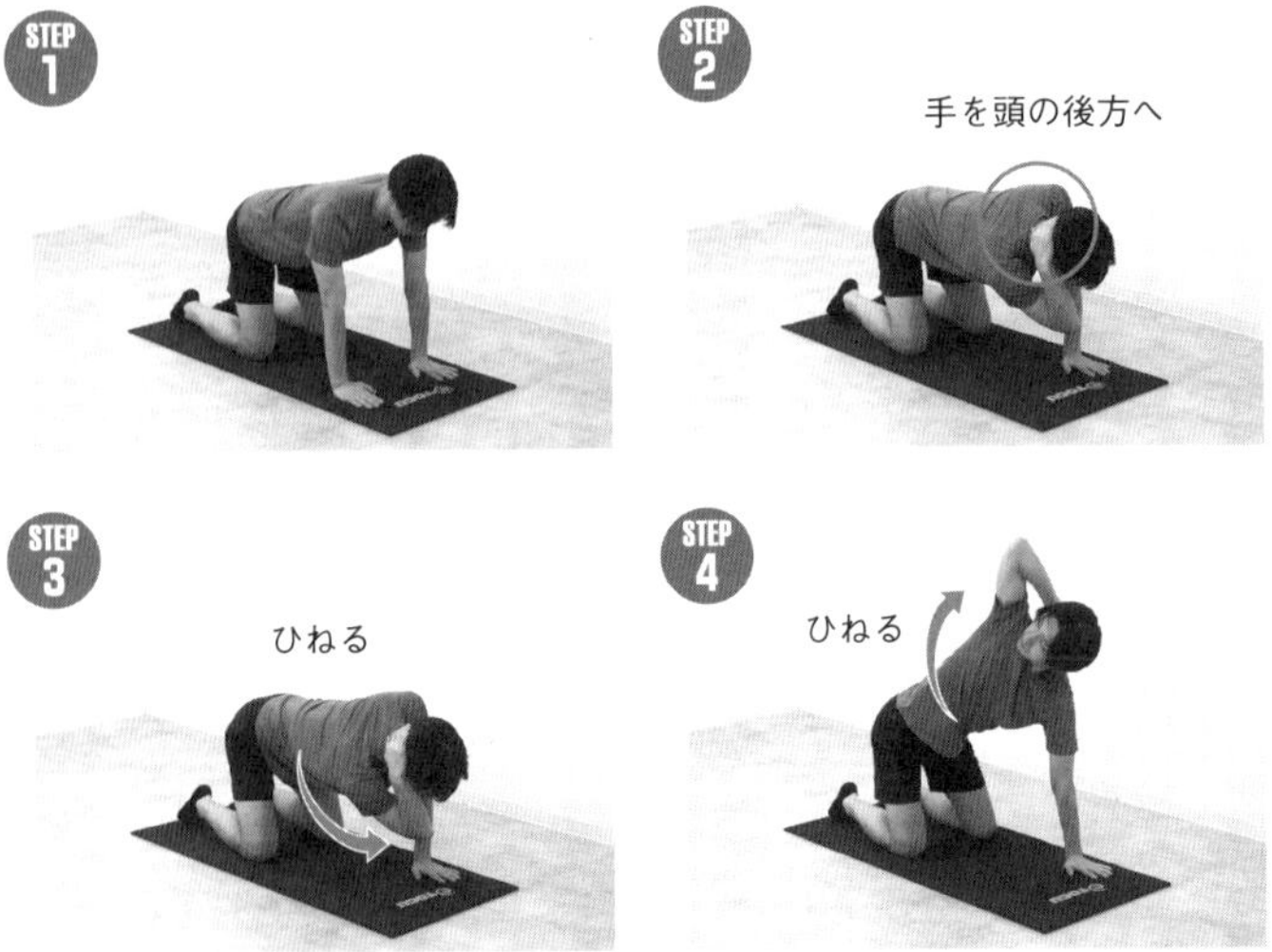

図7−1　胸郭回旋ストレッチ

STEP1では、手を着いて四つ這いの姿勢をとる。STEP2では、右手を頭の後方に置く。STEP3では、肘を内側に絞り込むようにひねる。STEP4では、肘を外側に開きながら身体をひねる。STEP3とSTEP4を繰り返し５回行い、これを１セットとして、３セット行う。

まった古い空気を最後まで吐き出すことが困難になっているので、この口すぼめ呼吸に加えて、呼吸筋を強化することによって、古い空気を吐き切り、新しい新鮮な空気との入れ替えを促進する。また、会話する時の息継ぎの仕方や、言葉の句切り方をトレーニングすることで、長い会話を可能にする。

またＣＯＰＤの患者さんは少し動く事で息切れをしてしまうことから、長い期間動かないことによって、立ち上が

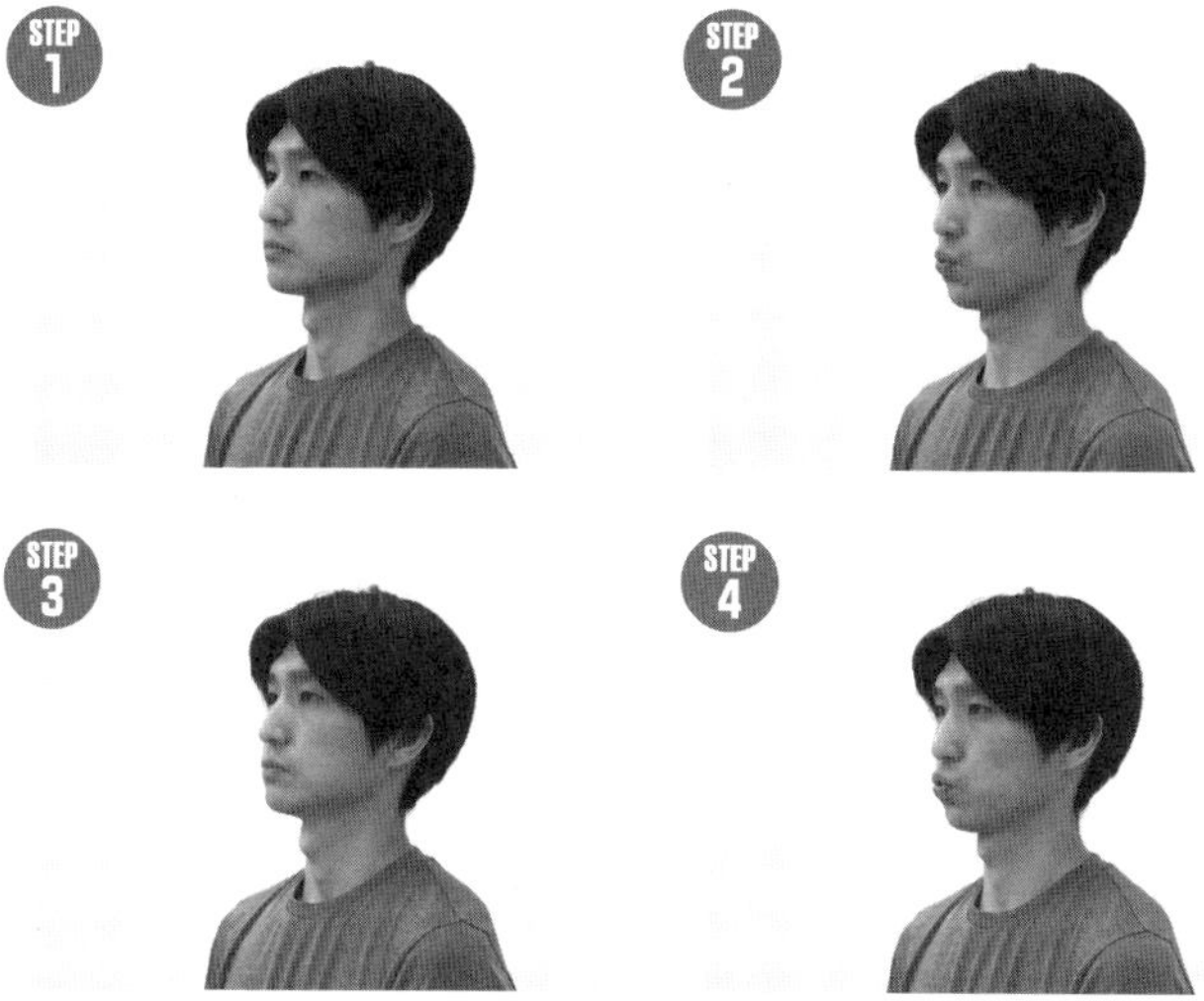

図7-2　口すぼめ呼吸

STEP1では、鼻から大きく息を吸う。STEP2では「口をすぼめて」、ゆっくりと5秒間かけて息を吐く。STEP3ではSTEP1と同じく大きく息を吸い、STEP4ではSTEP2と同じくゆっくりと息を吐く。これを１セットとして、10回繰り返す。

る、座る、歩くといった「移動動作」に必要な筋も萎《な》えている。これらの筋を強化することで日常生活における様々な動作を容易にしていく。筋力強化トレーニングの際には多くの酸素を必要とするので、血液中の酸素濃度をモニターし、酸素濃度の低下に注意しながらトレーニングを行う。このようにして下肢や体幹の基礎的な筋力を強化した後に、トイレに行く、お風呂に入る、食事をする、身だしなみを整える、といった毎日の生活の

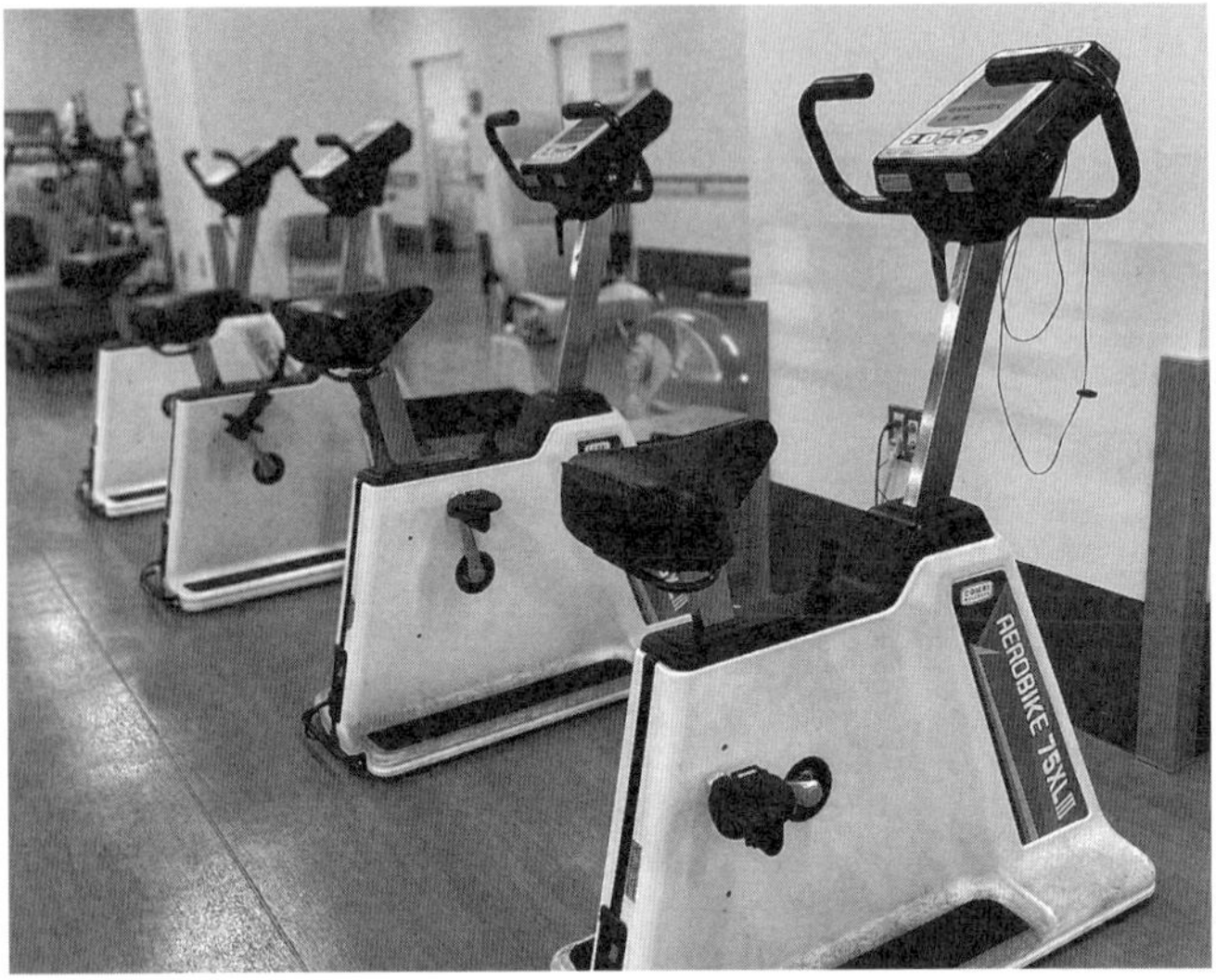

図7−3　呼吸器リハビリや心臓リハビリで用いるエルゴメーター

固定した自転車で、ペダルの重さ（負荷）を調整出来る。運動しながら血圧や脈などをモニターして、心臓への負荷量を計算しながら運動を行う。

中で繰り返し行う動作を身に付けていく。

短い距離を歩くだけでも息苦しくなってしまうCOPDの患者さんは、買い物に行くことや、バスに乗ってどこかに行くなどの広く社会活動に加わることに恐怖心を抱いてしまう。これは長く歩く、あるいは長く立っていることを持続する持久力が低下しているためである。そこでトレッドミルやエルゴメーター（図7−3）などの機器を使って持久力を強化する。

この時にも血液中の酸素濃度

測定モニターを付けて、徐々に歩行や自転車の強度を上げていく。持久力を強化することで、長い距離の歩行にも耐え、そして社会に積極的に参加していく自信を取り戻すことが出来るようになる。ＣＯＰＤ自体は完治することが難しいので、呼吸リハビリは継続的に実施する必要がある。さらにＣＯＰＤ以外の慢性の呼吸器障害についても、これらのリハビリは程度の差こそあれ有効である。主治医と相談してみよう。

心臓のリハビリテーション

心臓は血液を送り出すポンプである。新鮮な酸素や栄養を含んだ血液を身体中の様々な組織に動脈を通じて送り込み、二酸化炭素や老廃物を静脈を介して回収する。血液を送り出すのは心臓であるが、例えば足を流れる血液は重力に逆らって心臓に汲み上げる仕組みが必要である。そこで第二のポンプとして働くのが筋である。静脈を取り巻く筋が収縮することで搾るようにして血液を汲み上げ、心臓に送っている。つまり健康な状態においては第一のポンプである心臓と第二のポンプである筋が、バトンを渡すようなチームワークで身体中の血液を循環させている。

心不全においてはこのチームワークが破綻し、悪循環に陥ってしまう。

狭心症や心筋梗塞では心臓の筋が破壊される。また高血圧などで長期間高い血圧で血液を送り出していると心臓の筋は疲弊してしまう。これらの原因で心臓の機能が低下するのが心不全である。心臓の機能が低下すると、一回に送り出す血液の量が低下する。様々な組織に送り届ける血液の量を減らすことが出来ないので、心臓は何度も収縮して送り出す血液量を増やす。これは心臓にとっては大変な負担である。

また、運動が行われないと筋が収縮せず、戻ってくる血液の量が減る。血液の不足を補おうとさらに収縮する回数を増やすことで心臓に負担をかけてしまう。心臓の疲弊が進むと、少し動くだけで息切れや動悸を生じてしまう。動かないことでさらに筋も萎えて十分に機能しないことから、静脈血の鬱滞《うったい》が起きて、足のむくみなども増えていく。

こうして破綻してしまったチームプレーを改善するのが、心臓リハビリである[4]。一日ベッドの上で安静にしていると、一分間に心臓が収縮する心拍数が一・五拍増える。即ち十日で十五拍増えることになる。つまり特に運動もしていないのに心臓は大きな負担を強いられることになる。このことから過度の安静は心不全そのものに悪影響をもたらすことが明らかになってきた。

とはいえ、いままで運動をしていなかった心不全の患者さんが急な運動を行うと、心臓に大きな負担をかけてしまう。そこでまずはストレッチなどの軽めのトレーニングで準備運動することから始める。そしてエルゴメーターを漕ぐ際に、自転車のペダルには軽い負《ふ》荷《か》をかけ、こぐ回数や時間を短めにしてあまり強い負荷をかけないようにする。その際に心拍数や血圧などをモニターしておき、過度に心拍数や血圧が上昇しないように観察しながら行う。少しずつ運動に慣れてくると、ペダルにかかる重さ、漕ぐ回数や時間を増やしていくことで、運動の強度を上げて持久力を付けていく。このようにして持久力が付いてくると少し長い距離を歩く時にも息切れや動悸などが起こらず、歩き続けることが出来るようになる。

このような心臓のリハビリは、心不全によって成り立たなくなった生活を取り戻すだけでなく、寿命も伸ばすエビデンスもあり、ペースメーカーや薬物療法などの治療に加えて、心不全の重要な治療法の一つに位置付けられている。

むくみ・浮腫

足のむくみは心臓が原因でも起こるが、それ以外にも様々な原因で起こる。人の身体の六〇パーセントは水で出来ている。このうちの四〇パーセントは細胞内に溜まっている細胞内液、二〇パーセントは、血液、リンパ液などの細胞外に溜まる細胞外液である。一般的にむくみと呼ばれる浮腫はこの細胞外液の量が増え、流れが悪くなることで生じる。浮腫の原因としては「心不全」や「腎不全」、「肝硬変」などの疾患に伴うもの、手術時にリンパ節を摘出することによって生じる「リンパ浮腫」、動かないことによる「機能性の浮腫」などがある。

腎不全の治療は薬物治療や透析治療が主体であり、かつては安静をすすめられていた。しかし活動性低下や体重減少、歩行速度の低下が腎不全における死亡の危険因子ということが明らかになり、運動療法の必要性が認識されるようになった。適切な食事とあわせて行う運動療法は腎臓からのアルブミン（注1）の漏出を防ぎ、死亡リスクを避けることが出来る。浮腫に対する運動療法の効果は明確に証明されていないが、運動が血液中のアルブミン低下を防ぐことが出来るのであれば大いに期待が持てる。

「リンパ浮腫」はがんの手術などの際にリンパ節を一緒に切除した場合に、リンパ液がリンパ管に流れず溜まってしまうことが原因で引き起こされる。リンパ浮腫の治療は、弾性包帯や弾性ストッキングなどで身体の外から組織を圧迫することでリンパ液の貯留を防ぎ、マッサージなどのドレナージでリンパ管へリンパ液を流す治療が主体になっている。

最近ではリンパ管を外科的に再建する手術も行われるようになってきた。これらの治療とあわせて運動療法を行うことで治療効果が高くなる。

静脈には弁構造があり、基本的には逆流しないが、リンパ管には弁がないため、手や足を心臓より下げていると、リンパ液を汲み上げる機構がないため、リンパ液は手足に溜まってしまう。外から弾性包帯などで圧迫し、身体の中から筋肉の収縮によって汲み上げることでリンパ液は心臓に戻され、リンパ浮腫は改善する。運動は必ずしも強い筋力強化トレーニングをする必要はなく、疲れない程度の運動を行えばよい。ただし毎日行うことが重要である。

これらは特殊な疾患や術後に起こる「むくみ」であるが、特になんらかの疾患がなくても足がむくむ方も多くおられる。一見健常そうな方でも、部分的には内臓の影響、リンパ浮腫などの影響があることがある。このような場合にも、定期的に姿勢を変えたり、ストレッチをしたり、出来れば少し歩いたり足踏みをして運動すると、むくみは解消される。また普段から運動を心がけ、お風呂などで身体を温め、就寝前にストレッチを行うことで一日の筋の疲労をいたわることも有効である。

消化管のリハビリテーション

特に疾患がなくても「便秘」に悩まされている方は多い。緩下剤《かんげざい》などの薬物療法は有効であるが、それ以外の食事療法や運動療法なども最近は注目を集めている。食物繊維を十分に摂ることや、ヨーグルトなどの乳酸菌食品（プロバイオティクス）の摂取が便秘に有効ということは広く知られており、毎日の食生活に取り入れている方も多い。では、運動で便秘を改善するというのはどういうことだろうか。

便秘には、大腸癌などによって大腸の形が変化してしまうことが原因する「器質性便秘」と、大腸の形そのものは変わらない「機能性便秘」がある。さらに機能性便秘は、大腸の動きが悪くなり、長く便が大腸内に留まってしまう大腸通過遅延型と、排便そのものの困難による排便困難型に分けられる。大腸通過遅延型は、薬の副服用によって大腸の動きが悪くなることや、食物繊維の不足、偏食によるものなどがあるが、それ以外にも運動不足による腸管の動きの低下が原因となる。

腸管の動きは交感神経と副交感神経の「自律神経バランス」によってコントロールされている。交感神経が強く働いている時には腸管の動きは鈍くなり、副交感神経が働いている時には腸管は活発に動く。副交感神経が働いている時には腸管の動きが良くなるだけではなく、腸管からの栄養吸収も盛んになる。副交感神経が働くと、身体の緊張が解け、リラックスした状態になる。食事後に眠くなるのは腸管が動き吸収を進めるために副交感神経が働き、身体の他の組織はリラックスするためである。運動を行う時には交感神経が強く働き、副交感神経の働きは弱くなる。

一見すると運動は腸の動きを抑えて便秘を悪化するようにも見える。しかしポイントはその二つのバランスとオンオフであり、自律神経変化の抑揚がなくなると、腸管も漫然と動いていることから腸に食物が留まる時間も長くなる。運動を行うことで一過性の交感神経刺激がトリガーになり、引き続いて強くなる副交感神経の働きで腸管の動きが活発になる。このように自律神経の漫然とした状態を一変するきっかけに運動は有効である。有酸素運動は症状改善に有効であるとするメタアナリシスがあることがガイドラインでも述べられている［5］。またウォーキングでは左右の脚を交互に出すことで体幹がねじられ、腸管内の貯留物が絞り出されるため、大腸通過型便秘に有効である。

機能性便秘の排出困難型においては、いくつかの機能的治療法がある。直腸に溜まった便は腹圧を高め、その時に肛門括約筋という肛門周辺にある筋肉が緩《ゆる》むことによって外に排出される。つまり腹圧が高まるタイミングに合わせて肛門括約筋が緩むことが必要で、このコントロールがうまくいかないと便が排出出来ない。

一つの方法として排便姿勢がある。例えば、洋式トイレに座る際に前屈みに座るなどして、肛門を開きやすくし、特に強く力まなくても腹圧をかけることが出来るようにする。また腹筋などの体幹の筋力が低下している場合は、それを強化するトレーニングを行うことも有効である。すべての便秘が運動によって解決する訳ではないが、食事内容の調整と併せて行うことで健康的な排便コントロールが可能になる。

ヒポクラテスの彼方

最後に運動と脳の関係について述べたい。

脳には脳血管関門というゲートがあり、脳に有益な物質だけを取り入れ、有害な物質を取り込まない機構が存在する。運動を行うことによって筋から放出されるマイオカイン（第二章参照）はこの脳血管関門を通過して脳に対して良い働きを引き出す。マイオカインはサイトカイン（注2）の一種であり、サイトカインは甲状腺や副腎などの内分泌臓器から放出されるホルモンとは異なり、細胞同士のシグナルをやり取りする物質である。通常は近い細胞同士がやりとりするものであるが、脳における神経細胞の活性化を促すサイトカインである脳由来神経栄養因子（ＢＤＮＦ）は運動によって筋より放出され、脳細胞に対して効果を示すことが知られている。このようなメカニズムが明らかになり、有酸素運動を中心とした運動が脳の活性化や認知症の予防効果があることが明らかになってきた。

認知症の原因には脳の海馬《かいば》の萎縮が進むアルツハイマー型と脳の血管が原因である脳血管型がある。いずれの場合も脳の様々な場所の脳細胞が死んでしまうことで、もの忘れや妄想、徘徊、見ているものが何かわからない、感情のコントロールが出来ないなどの多彩な症状が引き起こされる。現時点では認知症を治す方法は存在しないことから、認知症の発症を予防することや認知症の悪化を防止することが必要である。

最近では認知症の一歩手前の段階の軽度認知障害（ＭＣＩ／注３）が提唱されている〔６〕。ＭＣＩは認知症ではないが、そのまま放置すると認知症に進行する可能性がある状態である。ＭＣＩは質問紙などで簡単にスクリーニング出来ることから、人間ドックや自治体などでもスクリーニング検査が行われている。ＭＣＩの段階で食事、運動、認知トレーニングを行う事で認知機能低下を防ぐことが期待出来る。

有効とされている運動はウォーキングやジョギング、水泳、自転車などの有酸素運動である。有酸素運動の目安としては少し汗ばむ程度の運動を一日二十分程度、週に三日程度実施するのが一般的である。有酸素運動による認知機能低下予防のメカニズムは前述のBDNFなどによる効果が知られているが、ウォーキングはその他にも副次的な効果も期待出来る。

最近の研究では、認知機能と運動機能を同時に刺激することにより、さらに認知機能障害が予防出来ることが明らかになってきた。屋外でのウォーキングは運動機能を刺激するとともに認知機能を刺激することが出来、認知機能障害の改善が期待出来る。

認知症の予防方法は、適切な食生活、適度な運動、適度な飲酒、禁煙、単調でない生活、やりがいのある仕事、家族や隣人とのコミュニケーション、自らの健康管理を行うことなどである。これらは認知症に限らず、健康全般を維持するためのライフスタイルであり、是非日常生活に取り入れたい。第二章で、ほとんどの筋は骨と骨を繋ぐと書いたが、数少ない骨に連結していない筋である表情筋を豊かに使い、周囲の方や社会と豊かなコミュニケーションをとりながら、毎日の生活を送ろう。

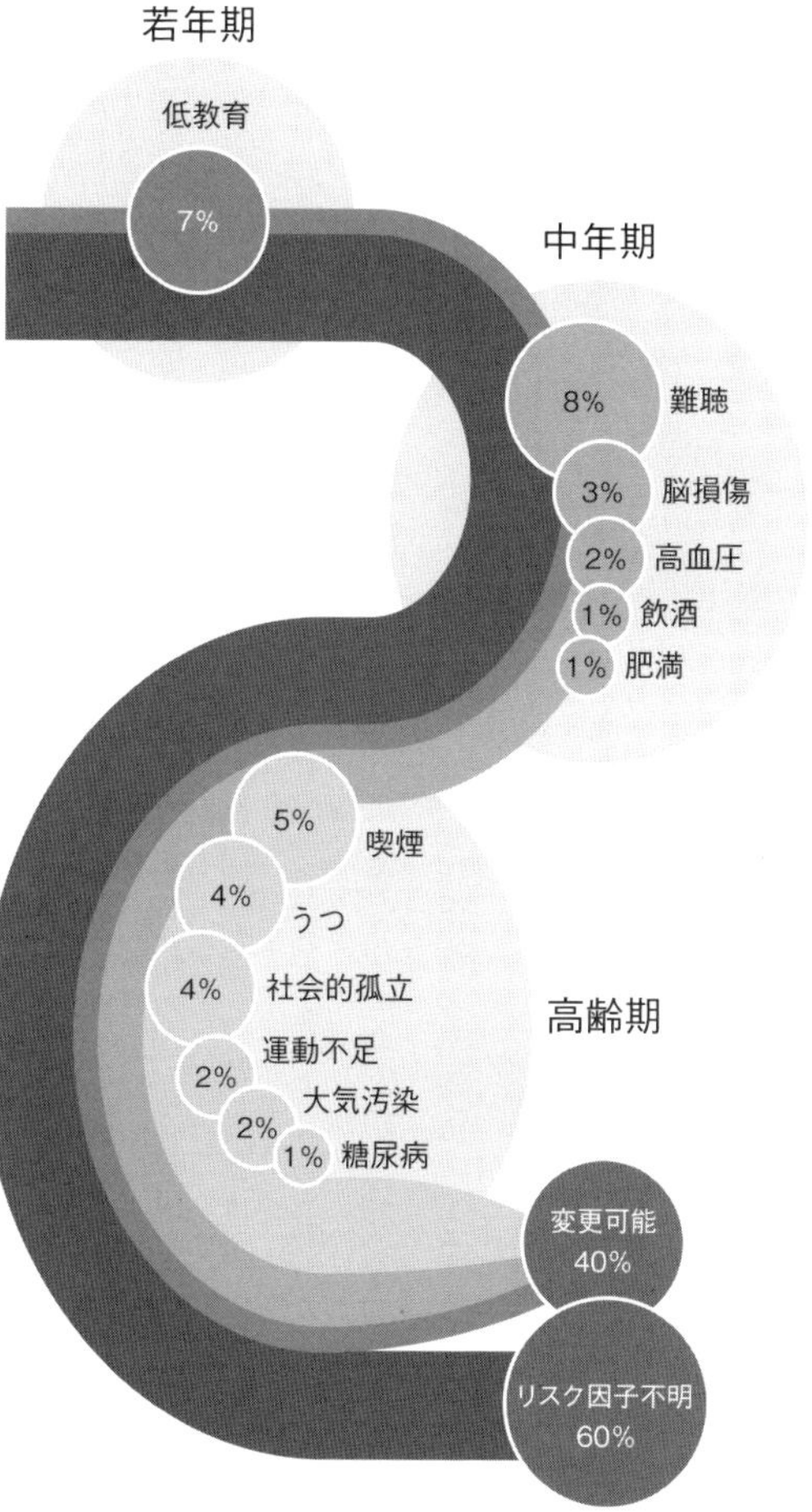

図7-4　認知症のリスク因子

なるべく早く対策を取り、長く続けた方が良いことがわかる。文献[7]より改変。

▼コラム　**あなたにも脳トレ？**

「脳のリハビリテーション」は近年最も一般の方の注目を集めているように思われる。

例えばアマゾンで「リハビリテーション」を検索すると、最多のヒット項目は脳のリハビリテーション＝トレーニング、即ち「脳トレ」についての書籍や小道具である。そしてその読者、購入者の多くが恐れているのが「認知症」であることはほぼ間違いない。実際に認知症予防に脳トレは有効なのだろうか。いままでに発表された科学的データでは、残念ながらいわゆる脳トレの有効性を示したものはあまり多くないようである。それよりも明確なエビデンス（証拠）があるのが、リスク因子を減らすことである。権威のある医学雑誌『ランセット』がまとめた報告によると、主に十二のリスク因子があり、これらで四〇パーセント程度のリスクを減らせるという（図7－4）。この中には肥満と運動不足もある。さらに最も多いアルツハイマー型認知症を引き起こす原因物質βアミロイドタンパク質（第一章注4参照）などは、四十歳代から蓄積が始まっているという。即ち認知症対策はなるべく早く始めて数十年かけて継続する必要があることになる。脳トレもいいが、運動や体重コントロールも欠かさずに。（伊藤）

▼コラム　鯉が泳がない

少しいかつい患者さん（Tさん）が、リハビリを目的として転院して来た。喧嘩が原因で、肋骨を四本も折られ、折れた肋骨が肺に突き刺さった。近くの外科病院で肺を縫う手術を受けた後に、呼吸リハビリのための入院であった。右の脇腹から背中にかけて大きな傷があり、見るからに痛そうである。笑う、大きな声で話をする、大きく息を吸うといった動作をすると痛い。立ち上がる時や寝返りを打つ時も痛いので、患者さんは動きたがらない。

この患者さんには困ったことが二つあった。一つ目は痛みがあるためリハビリに一生懸命取り組んでくれないこと、二つ目はスパイロメーターの検査結果を説明して、リハビリの必要性や行うメニューについて説明をしても一向に聞いてくれないことである。「人が痛がっているのに、動かせって言うのはどういうことだ！」「さっきから何を言ってんのか全然わかんねえよ！」と、大声を出して怒り出す。大きな声を出しては、また一人で痛がっている。さてさて、どうしたものか……。

ふと目に止まったのは背中に描かれた見事な彫り物だ。最近流行のタトゥーとかではなく、極彩色で描かれた鯉が瀧を登っていく伝統的な彫り物である。「その背中の鯉、ぜんぜん泳いでないですよ」と言うと、Tさんの表情が変わった。「どうしたらいいんだ」と聞いてくる。「まずはですね、○○をして××をして……」と説明をすると、今度はちゃんと話を聞いている。あいかわらず痛くてうんうんと唸ってはいるけど、胸を大きく開くストレッチや呼吸筋強化トレーニングにも積極的に取り組んでくれる。

リハビリ室には大きな鏡があり、姿勢や歩き方を患者さんも自分でチェック出来るようにしている。困ったのはTさんが上半身裸になって、背中の彫り物を鏡に映しながらリハビリに取り組んでいることである。他にもたくさんの患者さんがいるのに困ったなぁ。しかし意外なことに、他の患者さんたちも恐がりもせずに一緒に楽しんでいる。「どうよ！　鯉が泳いでいるやろ！」とTさんが自慢していると、「おうおう。だいぶええ感じになってきたな」と周りからはやし立てる。ますますやる気になったTさん。痛いのも忘れて、一生懸命リハビリに取り組んでくれた。

いよいよ治療が終了する日、胸のX線写真や検査結果などは全く説明しない。

「おめでとうございます。鯉がしっかり瀧を登るようになりました」。

はい、リハビリは卒業です。（青山）

注1　アルブミン　タンパク質の一部のもので、卵白（アルブメン）を語源とする。血漿に含まれるものを「血清アルブミン」といい、血液の浸透圧を調節したり、血液内で物質を保持ないし運搬するなどの機能を有する。腎不全では尿に過剰に漏出してしまい、浮腫の原因となる。

注2　サイトカイン　細胞から分泌される小さなタンパク質。細胞同士の情報のやり取りを行い、分泌された周囲の細胞に影響を与える。

注3　軽度認知障害（ＭＣＩ）　正常な状態と認知症の中間であり、日常生活の支障にならない程度のもの忘れや注意力の低下がみられる。

参考文献

［1］ Hippocrates, ed. by Jones WHS and Potter P: Loeb classical library *Hippocrates* Volume I–IX. Harvard University Press, 1992

［2］ Aelius Galenus: *On the Natural Faculties*. Library of Alexandria, 2016

［3］ 小林茂・平田一人・吉川貴仁・藤本繁夫著「慢性閉塞性肺疾患（ＣＯＰＤ）対象者に対する運動療法の最前線」理学療法学　43巻5号　四二〇－四二八頁　二〇一六年

［4］日本循環器学会・日本心臓リハビリテーション学会編『心血管疾患におけるリハビリテーションに関するガイドライン』二〇二一年改訂版　二〇二一年

［5］日本消化管学会編『便通異常症診療ガイドライン二〇二三——慢性便秘症』南江堂、二〇二三年

［6］水上勝義著「軽度認知障害（ＭＣＩ）症例にはどう対応すべきか？」精神神経学雑誌　111巻1号　二六－三〇頁　二〇〇九年

［7］Livingston G et al: Dementia prevention, intervention, and care: 2020 report of the Lancet Commission. *Lancet* 396(10248): 413–446, 2020

第八章

予防リハビリテーション

——寝たきりや病気を防ぐために

「ありく」の対極「寝たきり」

古語に「ありく」という言葉がある。「在り来」「有り来」などの漢字が当てられ、もともとの意味である「歩く」だけでなく、「出歩く」「あちこち移動する」などの意味を持つ。

五月ばかりなどに山里にありく、いとをかし（『枕草子』二二三）

舟に乗りて海ごとにありき賜《たまふ》に、いとをくて、筑紫の方の海に漕ぎ出で給ひぬ（『竹取物語』六「龍の頸の玉」大伴の大納言の話）

いづくともなくおこなひありきけり（『十訓抄《じっきんしょう》』中　六ノ八）

このように様々な使われ方をする「ありく」であるが、「変わらずにずっと存続する」といった社会生活を営み続けることを意味する場合にも使われる。

この「ありく」の対極にあるのが「寝たきり」である。

「寝たきり」という言葉は学術用語ではないが、「常に寝たままの人」から「一部を介助

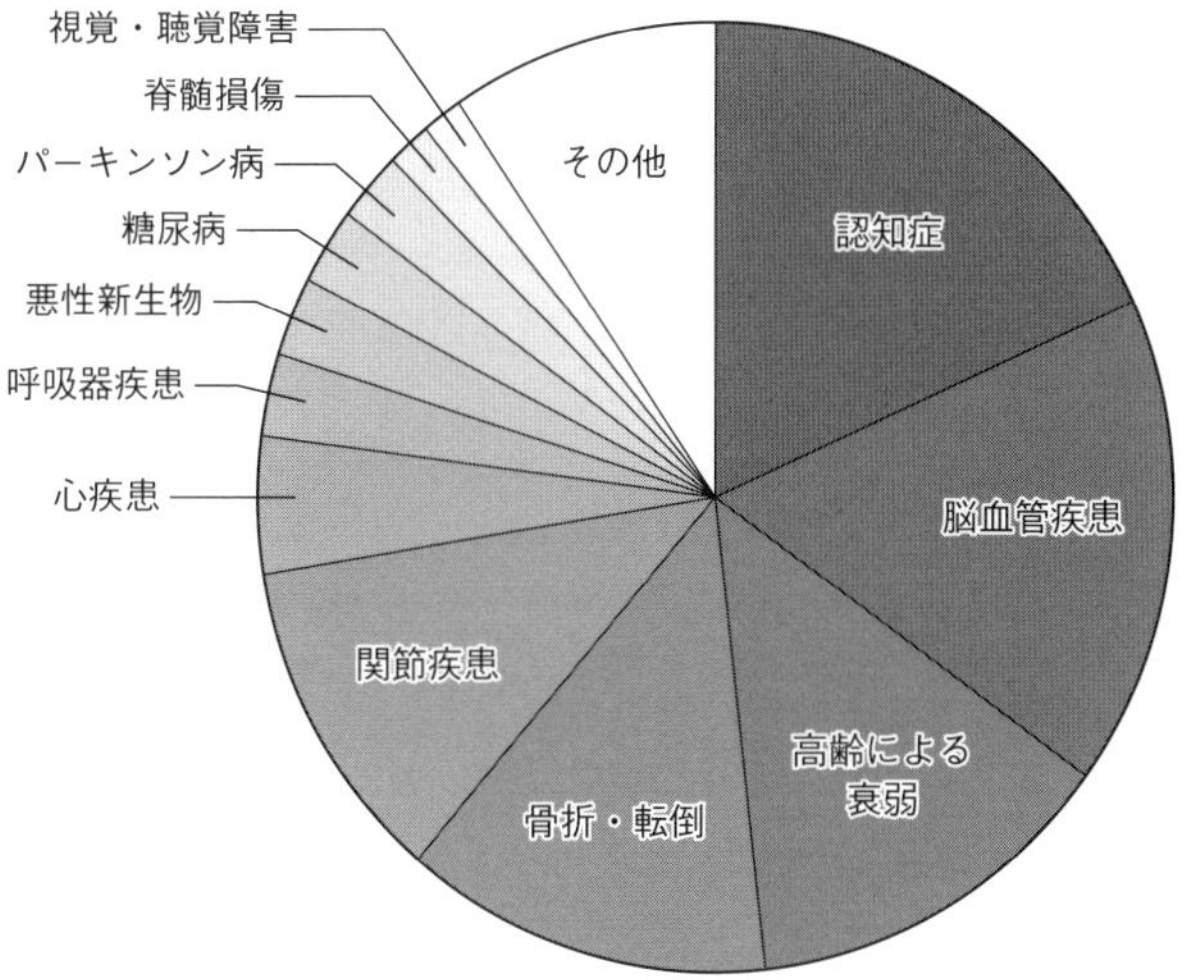

図8-1　介護が必要になる要因
要介護、要支援が必要になる要因。参考文献［2］より。

すれば生活が可能な人」までやや広い範囲を含んでいる［1］。いずれにしても誰かの介助や介護がなければ日常生活が成り立たなくなるのが、寝たきりである。

二〇一九年に厚生労働省が発表した自分で身の回りのことが出来なくなる介護原因の一位は「認知症」である。続いて「脳血管疾患」、「高齢による衰弱」、「骨折・転倒」、「関節疾患」、「心疾患」、「呼吸器疾患」へと続く（図8－1）。この中でもより手厚い介護が必要になるのは「脳血管疾患」、「認知症」、「高齢による衰弱」である。軽度

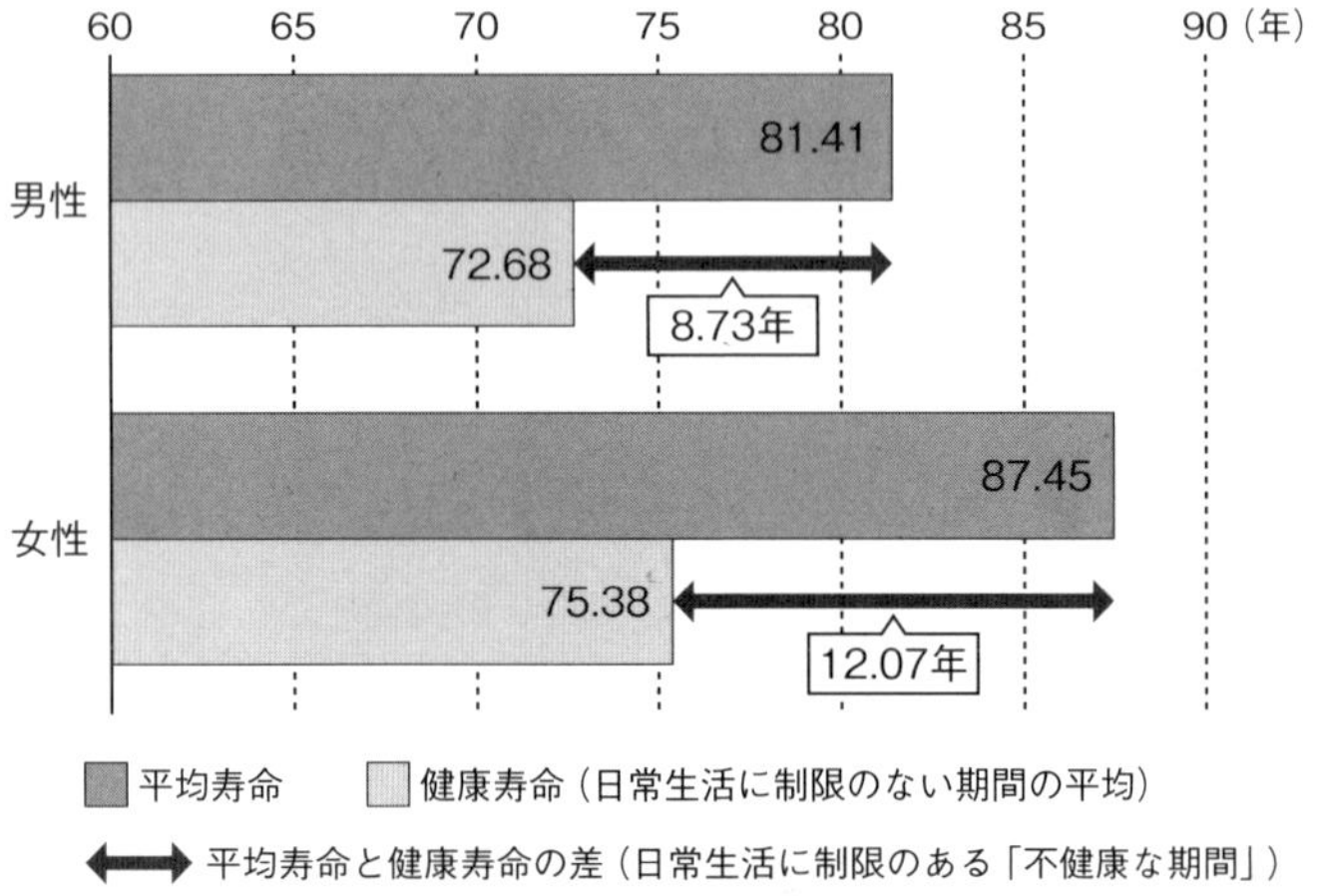

図8-2　平均寿命と健康寿命の差

平均寿命とともに健康寿命も延びているが、その差は縮まっていない。2019年時点でその差は、男性が8.73歳、女性が12.07歳となっており、女性のほうが大きい。参考文献［4］より。

の介護状態であっても、さらに他の介護要因を作り出してしまうのは「関節疾患」や「骨折・転倒」である［2］。

健康寿命と介護リスク

政府や自治体は平均寿命に加えて「健康寿命」という概念を流布し「寝たきり」を減らそうという努力をしている。健康寿命は世界保健機関が二〇〇〇年に提唱した概念で、「健康上の問題で日常生活が制限されることなく生活出来る期間」と定義されている。平均寿命と健康寿命の差分を「健康でない期間≒寝たきり期間」として、この期間を短縮することを目的とした様々な保健事業が展開されている（図8－2）［3、4］。

介護の原因の中には、急激に介護が必要になるものと徐々に必要になるものがある。脳血管疾患によって生じる麻痺や骨折や転倒は、急激に身体機能を低下させて介護要因となる。これに対して認知症や関節疾患は緩徐《かんじょ》に悪化しながら、他の介護要因も加わることで介護状態に至る。そしてさらにその原因をさかのぼると大きく、「生活習慣の不良により、動けなくなる原因を引き起こす→メタボリックシンドローム」と「疾患により動くことが出来なくなる→ロコモティブシンドローム（注1）」があることがわかる。

メタボリックシンドローム

メタボリックシンドロームは、偏った食事や運動不足などによって生活習慣が不良になり、高血圧、高血糖、高脂血症などを発症する症候群である。これらは脳血管疾患や心疾患を引き起こし、動けない原因を作り出す。肉体のピークは二十歳代半ばに訪れる。それまでは成長期に当たり、骨、筋、靭帯、軟骨といった運動器はもとより、心臓、肺、内臓といった身体中のすべての臓器が成長する。しかしこの成長ピークを超えたあたりからメタボリックシンドロームが始まる。

メタボリックシンドロームはかつて成人病と呼ばれていた。これは成人において偏った食事や運動不足などの悪い生活習慣が蓄積して、様々な疾患を発症するからである。しかしその後概念が整理されて、一九九〇年に世界保健機関がメタボリックシンドロームの概念を提唱した。即ち、内臓肥満に高血圧・高血糖・脂質代謝異常が組み合わさることにより動脈硬化をきたし、心臓病や脳血管障害などになりやすい病態を指す。日本では内臓脂肪を基盤とした考え方を採用している。肥満のうちでも内臓に脂肪がたまる「内臓脂肪型肥満」が高血圧や糖尿病、脂質代謝異常症を起こしやすくし、それらが重なれば重なるほど動脈硬化が進行しやすくなるとする考え方である。健診で腹囲の測定を行うのはこの理由による。これらに対し対策を行わないと六十、七十歳代には脳卒中や心筋梗塞などを発症し、一気に介護リスクが高まってしまう。

ロコモティブシンドローム

一方ロコモティブシンドロームは、筋力の低下や骨密度の低下、脊椎や関節の痛みにより動くことが出来なくなり、介護状態に至る症候群である。運動器の不具合であるロコモ

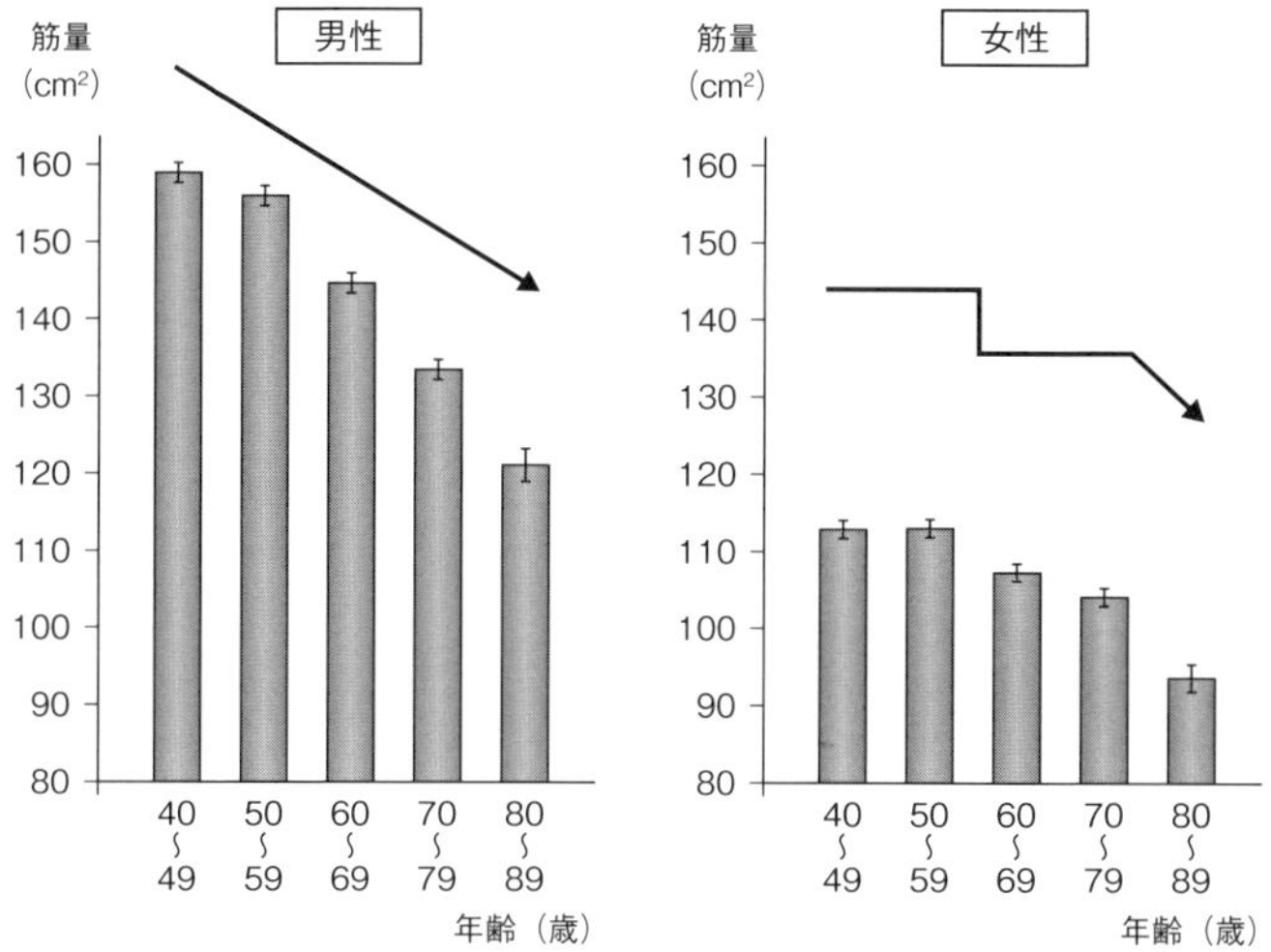

図8-3　年齢別筋量の変化

大腿の筋量の男女別年齢による筋量の変化。男性は直線状に筋量が低下するのに対して、女性は階段状に低下する。参考文献[5]より。

ティブシンドロームも肉体のピークである二十歳代を超えてから少しずつ始まる。その原因の一つ、サルコペニア（加齢性筋委縮／注2）は、活動性の低下や栄養不良、加齢による筋細胞の死滅などによって筋が萎縮してしまう。筋の萎縮によって活動性が低下し、活動性低下によって食欲も低下することで栄養状態も不良になる。例えば歩行に極めて重要な大腿（太もも）の筋は三十歳代から徐々にその量が低下する（図8－3）。男性の場合は直線状に、女性の場合は閉経を契機に階段状に低下が進む。また骨粗鬆症《こつそしょうしょう》も重要である。骨密度も二十歳代を超えると緩徐に低下するが、女性においては出産、閉経などの大きなイベントによって急激に低下が進む。骨粗鬆症そのものは痛みなどの症状をおこさないが、骨折をきたしやすくすることで急激に介護要因になる。また骨粗鬆症は股関節や膝関節の変形性関節症をきたす原因になることもわかってきており、これらは直接的にロコモティブシンドローム、そして寝たきりの原因となる。

転倒と痛み

寝たきりや不活発に対してさらに直接的な影響があるのが転倒と痛みである。転倒は当然骨折の原因となるが、骨折しなくとも転倒そのものが不活発の原因となることが示されている。さらにいったん転倒すると、再転倒への恐怖心が植え付けられてしまい、活動性が低下する。一方痛みは、活動量の低下、食欲の低下を通じてサルコペニアを導くし、破局的思考(注3)、不眠、不安や恐怖感を通じて廃用症候群(第三章参照)や抑うつを導く[6]。疼痛を抱える高齢者はより転倒しやすくなる相乗効果も報告されている[7]。

フレイル

高齢者の健康を考える上で最近重要視されているのがフレイル（frailty／虚弱）という概念である。身体機能障害（disability）の前段階とされ、加齢に伴う種々の機能低下を基盤とし、健康障害に対する脆弱性が増加している状態とされる。フレイルの中にも、身体的フレイル、精神的フレイル、社会的フレイルがあり、それらが相互に影響しあって高齢者の障害状態を形作る。我が国の65歳以上の高齢者では一一・三パーセントがフレイルに該当するとの報告がある〔8〕。ただし可逆性であり、予防や治療が可能であるとされており、高齢者の予防医学の重要な対象となっている。

寝たきりと不活発

寝たきりや不活発は筋力低下、骨粗鬆症、変形性関節症の増悪、痛み、転倒のしやすさなどで介護要因になることは既に述べた。それだけでなく、内臓の問題も起こりやすくなる。典型的には、飲んだものや食べたものが肺に入ってしまう誤嚥性肺炎という肺炎を発症してしまう。また動けないことによる心理的苦痛や血液循環機能の低下など、様々な臓器の機能が低下することで衰弱が進む。ベッドの上で同じ姿勢で寝ていることで、殿部や腫に褥瘡《じょくそう》という「床ずれ」が出来てしまい、重度の場合はそこからの感染で亡くなることもある。

これらは寝たきりの結果であるが、「寝たきりでなければいい」という訳ではない。寝たきりでなくとも不活発であれば（「カウチポテト」など。第二章コラム参照）、肥満になりやすいのは言うまでもない。肥満が必ずしも悪い訳ではないが、内臓型肥満はメタボリックシンドロームに直結する。それは高血圧、糖尿病、高脂血症をきたしやすくし、寝たきりに直結する心血管疾患を引き起こす。さらに運動しないと呼吸器感染症に罹りやすくなることがいくつかの論文で報告されている[9]。もっと驚くのは、運動をしないとある種のがんにかかりやすくなるとする大規模な研究結果があることである[10]。特に乳がんと大腸がんでその影響が強いとされる。運動による抗がん効果の理由として、運動による生殖ホルモンへの影響、血糖値低下効果、抗炎症効果、抗酸化物質の発生、免疫機能の活性化などが報告されている。そして最後にアルツハイマー病、認知症、うつ病などの精神神経疾患である。これらは手足を直接衰えさせる訳ではないが、人の生活を一変させ、生活の質を悪化させる大きな要因である。このように動かないことは、様々な病気や状態を通じて、あなたの人生、生活を悪化させ、不自由にさせてしまうのである。

表8-1　早歩きとその予防効果

歩数（歩）	早歩きの時間（分）	予防効果が期待出来る病気など
2000	0	寝たきり
4000	5	うつ病
5000	7.5	要支援・要介護、認知症、心疾患、脳卒中
7000	15	がん、動脈硬化、骨粗鬆症
7500	17.5	高血圧、糖尿病、脂質異常症
10000	30	メタボリックシンドローム
12000	40	肥満

一日あたりの歩数や早歩きの時間と健康への影響。参考文献［15］より。

運動の結果

それでは運動することでこれらのことは本当に防ぐことが出来るのだろうか。最も有名で重要なデータは、運動量と死亡率に関するものだろう。一九八七年にパフェンバーガーらは七十歳以上で運動をしている者は、していない者に比べて死亡率が半減するという画期的な論文を発表した［11］。その後様々な研究が行われたがまとめると、週に九〇分の運動で死亡リスクは二〇パーセント減少し、さらに運動をすればするだけ死亡リスクは低下する。そこで現在では多くの政府機関や団体により、三〇分の運動を週五回ないし、週合計で一五〇分の有酸素運動、さらに週二回の筋力訓練が推奨されている。

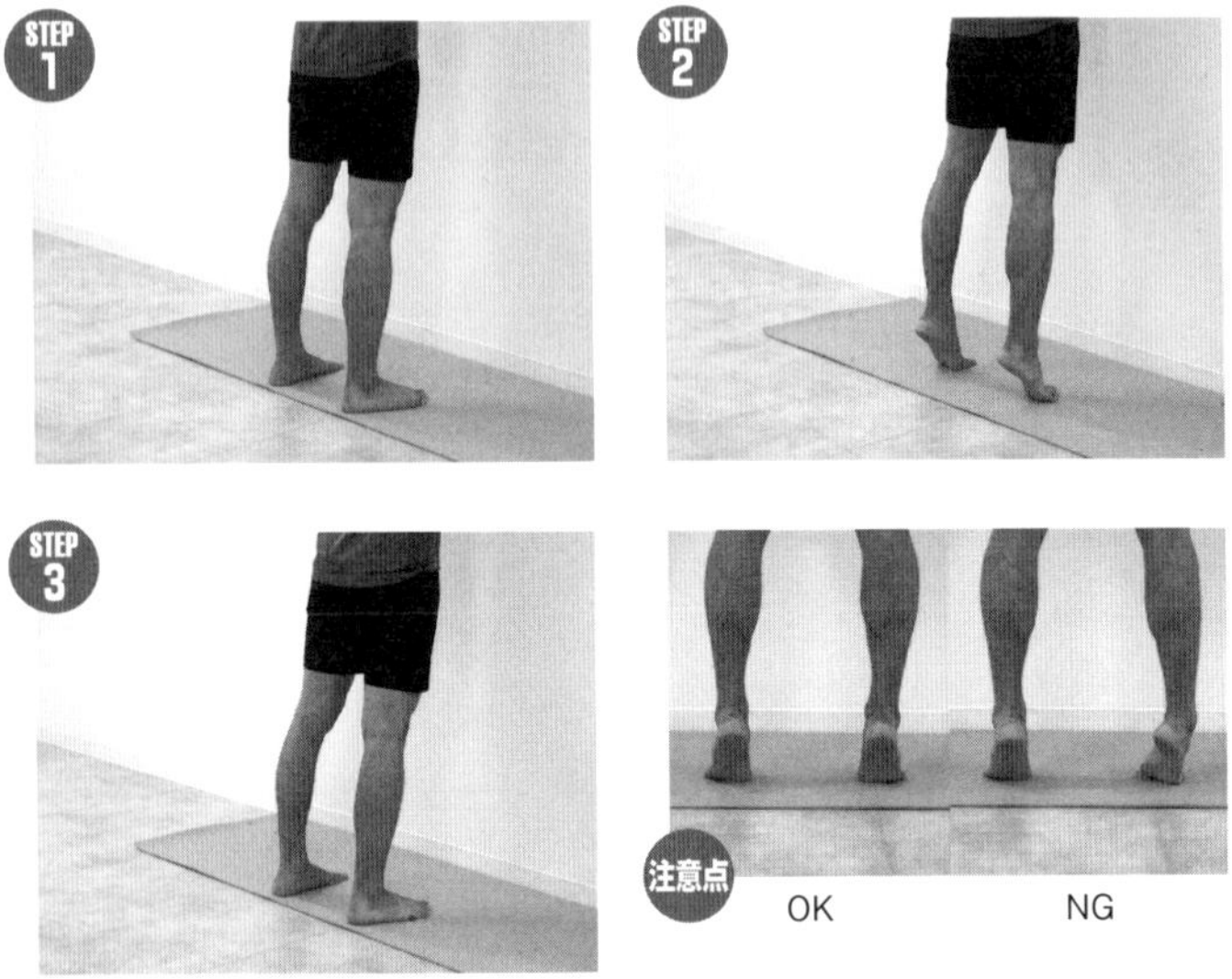

図8-4　両脚ヒールレイズ（膝関節伸展位）

STEP1では両足を肩幅よりも開く。STEP2では踵を出来る限り高く上げる。STEP3ではゆっくりと下ろす。注意点は踵を真っ直ぐ上げる事を意識すること。

具体的な疾患でいえば、Ⅱ型糖尿病患者に週五、六回の有酸素運動をしてもらうと、半数が薬が不要になったとの報告がある[12]。また有酸素運動によって心肺機能を向上させると心血管疾患に罹るリスクを半減出来るとの報告もある[13]。がんについて言えば、一一万人もの調査によると、穏やかな運動をしていた人は、がんの発生率が一三から二〇パーセント低く、中強度以上の運動をしていた人は、がんの発生率が二五から三〇パーセント低かった[10]。アル

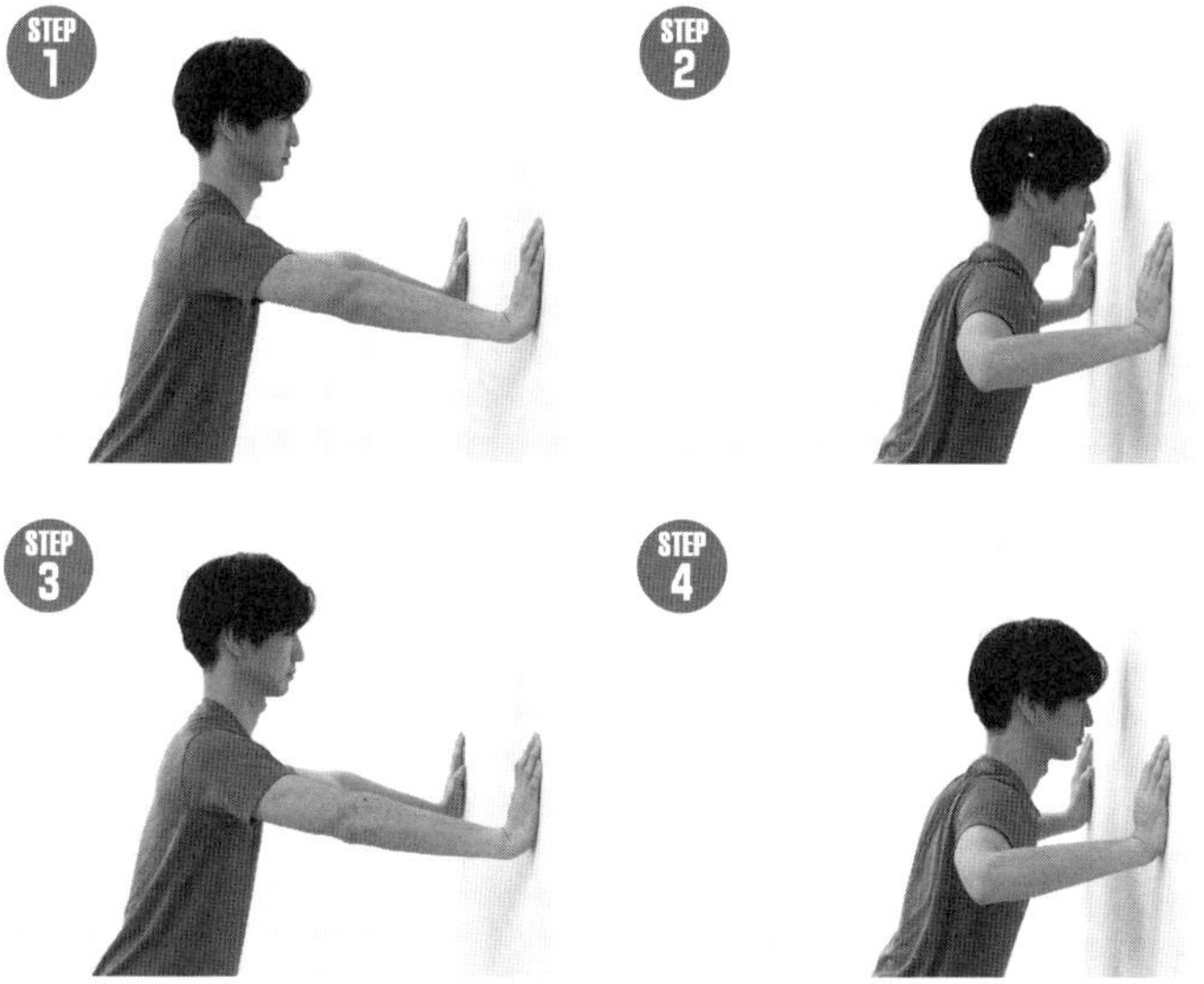

図8-5　腕立て伏せ（壁）

STEP1では壁に手を付く。軽く体重をのせる。STEP2では肘を曲げて身体を壁に近付ける。STEP3では肘を伸ばし元の姿勢に戻す。STEP4、繰り返し実施。

ツハイマー病に至っては、リスクを下げるためには、身体活動が唯一にして最良の方法であるとされている[14]。それ以外にも、多くの疾患で運動が有効であるとする報告があり、おそらくそれはお互いに悪循環を断ち、よい循環に入ることにより効果が得られているものと思われる。

歩くことから始める

それではどのような運動をすべきか。現在あまり歩く習慣がない方は、まず歩くことから始めよう。具体的にどれだけ、ど

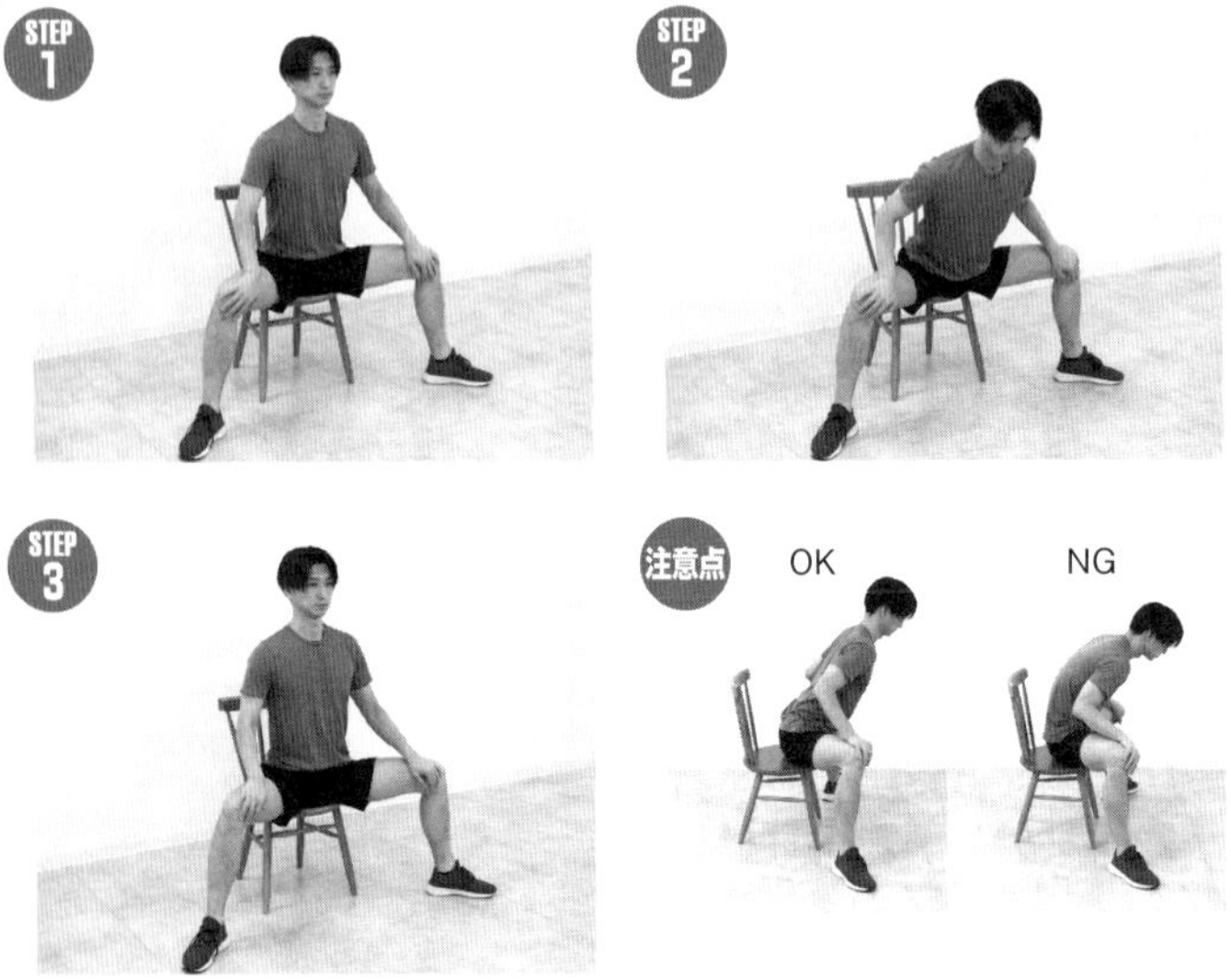

図8-6　座位四股

STEP1では椅子に浅く腰掛け両足を大きく開く。STEP2では両膝を押さえて骨盤を前方に倒す。STEP3ではゆっくりと元の姿勢に戻る。注意点は腰が丸くならないように。

のように歩けばいいのか。目的にもよるが、群馬県中之条町で行われている六十五歳以上の住民を対象とした研究結果から示されている目安がある（表8−1）。もちろん歩くよりは、ジョギングなどの中強度の運動が出来ればそれにこしたことはないが、なにより重要なのは、まず「初めの一歩」である。家の中に閉じこもっている方はまず外へ一歩、踏み出してみよう。そこには新しい世界が待っている。

様々な運動

しかしそもそも、それほど歩けない方もたくさんおられる。外は危ない、出入口に階段があって上り下りが出来ない、などである。それならば家の中でも出来ることはたくさんある。これまで紹介してきたものも含めて示したい。

まず立ち上がってする運動である。立ち上がりに重要な大腿の筋を鍛えるクウォータースクワット（図3－4参照）、ふくらはぎの筋を鍛える両脚ヒールレイズ（図8－4）は立位、歩行に極めて重要な下肢筋力を鍛える運動である。また上肢の運動も忘れてはいけない。

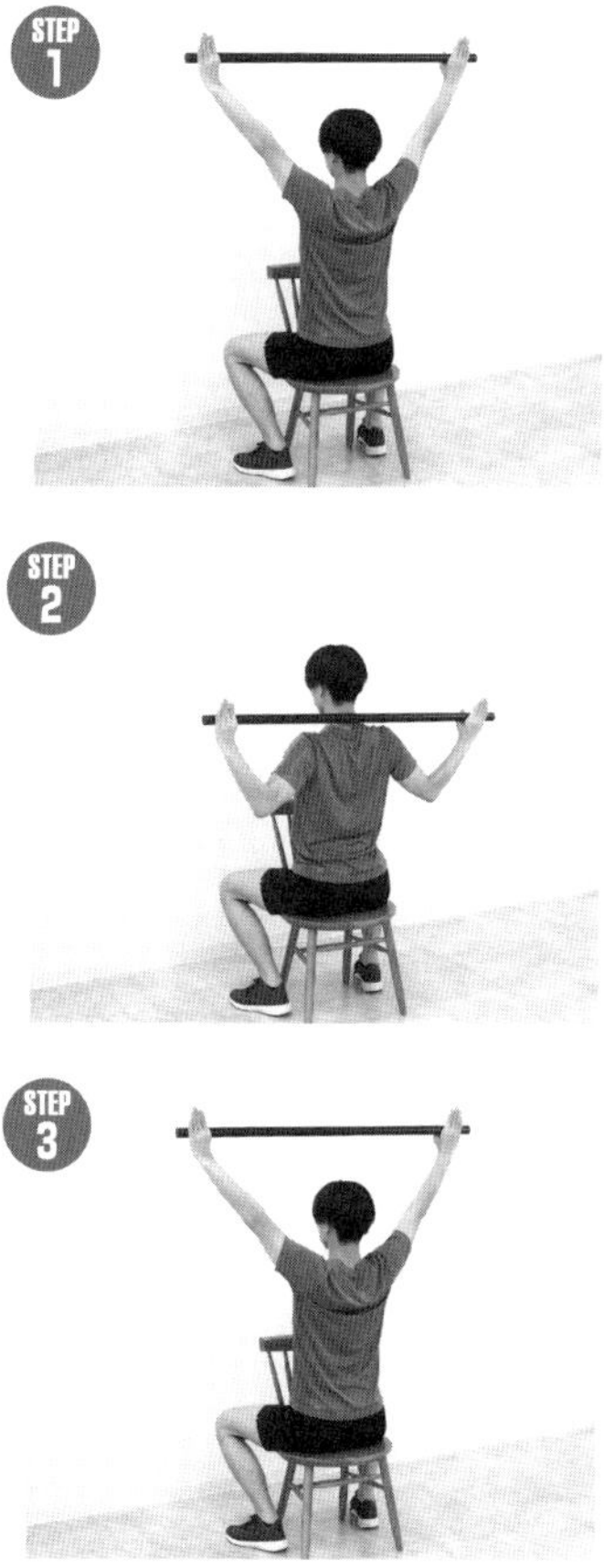

図8-7　ラットプルダウン

STEP1では棒を両手で握り高く上げる。STEP2では肘を曲げながら肩甲骨と肘を斜め下方に寄せる。STEP3ではゆっくりと元の姿勢に戻る。

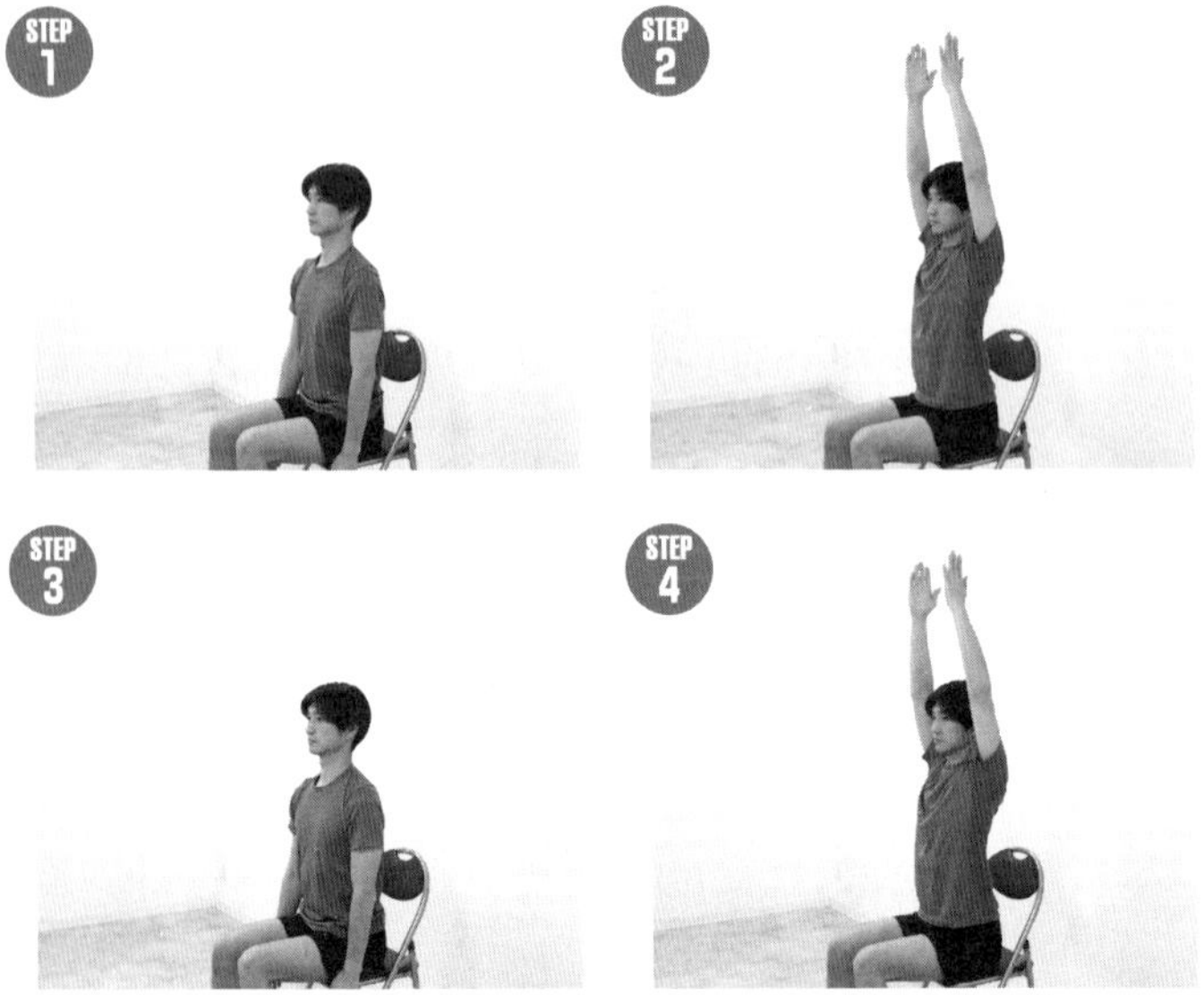

図8-8　万歳運動

STEP1では姿勢を正して椅子に座る。STEP2では可能な範囲で両手を高く上げる。STEP3ではゆっくりと下ろす。STEP4、繰り返し実施。

上腕三頭筋や上腕二頭筋を鍛える腕立て伏せは壁に身体をもたれかけてする（図8－5）ので、比較的簡便である。

立ち上がって運動するのが難しい方は、座ってする運動をしよう。チェアスクワット（図4－3参照）はクウォータースクワットの一つ前の運動である。下肢において最も重要な筋である大腿四頭筋を鍛える膝関節伸展運動（図4－4参照）はまずすべき基本的運動の一つである。座位《ざい》四股《しこ》（図8－6）は簡便に背

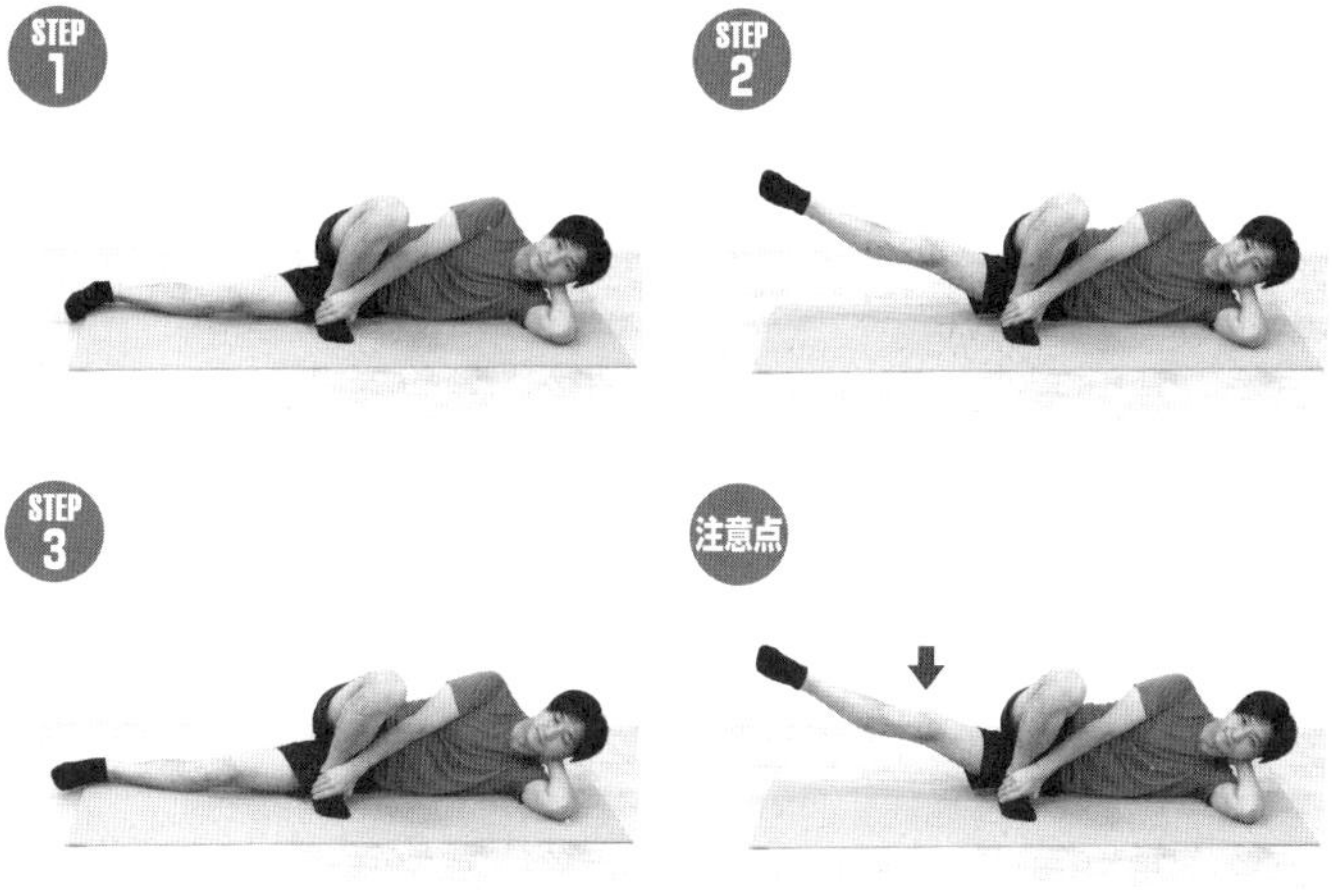

図8-9　股関節内転運動（側臥位）

STEP1では横向きに寝た状態で、片膝を前方で曲げる。STEP2では下の脚を天井方向へ上げる。STEP3では上げた下の脚をゆっくりと下ろしてゆく。これを繰り返し実施。注意点は脚の上げ下ろしの際に、膝が曲がらないように。

筋や腹筋を鍛えることが出来る。上肢の運動としては、肩関節の可動域と周囲筋を鍛えるラットプルダウン（図8－7）、もっと簡便なものでは万歳運動（図8－8）などがある。

さらに寝たまま、ないし布団の上で出来る運動もたくさんある。ヒトで著しく発達した中殿筋を鍛える股関節外転運動（図4－5参照）や股関節内転運動（図8－9）、SLRエクササイズ（図8－10）はある程度筋力がある方にお勧めである。もう少し簡単な運動としては、クラムシェル（図8－11）がある。脊椎周囲の筋力訓練としては、Cat&Dog

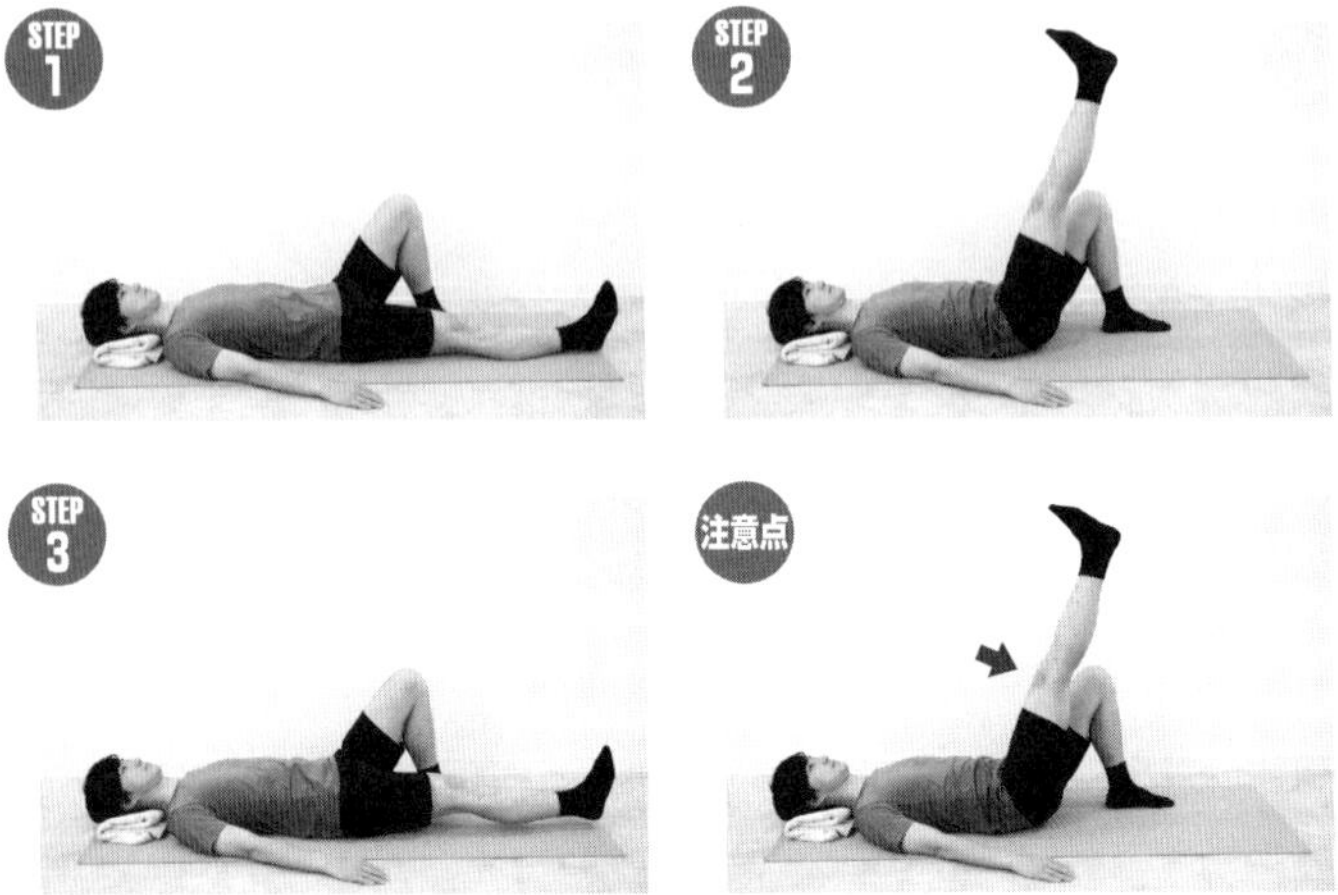

図8-10　SLRエクササイズ

STEP1では仰向けになり片膝を曲げる。STEP2では反対側の足を持ち上げる。STEP3では床の近くまでゆっくりと下ろす。これを繰り返し実施。注意点は膝を曲げないように。

（図4－6参照）、デッドバグ（図4－7参照）はどうだろうか。

股関節を動かすのは大変で筋力もかなり必要である。それらが難しければ、足関節底背屈運動（図3－2参照）、タオルつぶし（図3－3参照）は基本的な脚の運動である。第三章で書いたように怪我の後、あるいは手術後、安静時にも出来るし、現在寝たきりの方でも出来る。重要なことは、出来ることを少しでもいいからすること、少しでも筋を使うことである。

問題はこのような運動は飽きやすいことである。運動で最も重要なこ

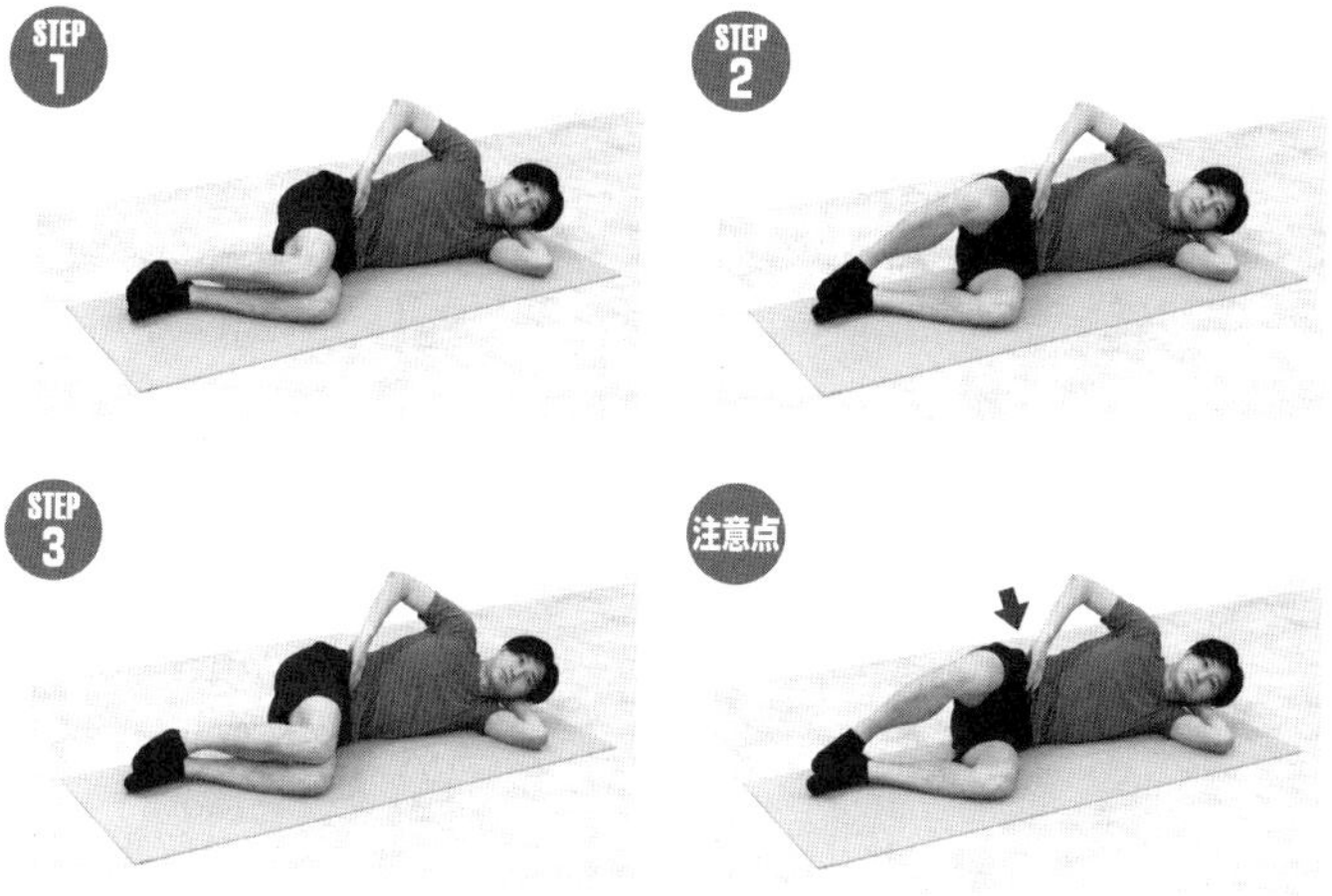

図8-11　クラムシェル

STEP1では横向きで両下肢を曲げて合わせる。STEP2では踵をくっ付けたまま股関節を開く。STEP3ではその後ゆっくりと閉じる。注意点は腰が開かないように。

とは続けることなので、運動内容にいろいろ変化をつけたり、音楽に合わせてしたり、友だちや家族と一緒にしたり、楽しく続ける方法を工夫してみよう。

運動以外で

実際に運動することが最も重要であることに間違いはないが、同様に重要なものとして睡眠と食事がある。既に述べたが、十分な時間、定期的に快眠をとることは、運動、脳を含む身体のすべてにおいて極めて重要である。また第二章で述べたように、筋力をつけるためには食事内容も極めて重要である。特に高齢者になると食事量が少なくなりがちである。三食のうち二食はタンパク質をしっかり摂るようにしよう。

最後に、もし動けない理由がはっきりしている場合（膝関節が痛い、など）、その理由に対する治療が受けられるのなら受けた方がよい。受診しても手術と言われて断って帰ることになるかもしれないが、受診をして主治医としっかりと向き合って相談しよう。痛み止めを出してもらうだけでもいい。心臓や呼吸が原因であっても、薬などで楽にする方法があるのなら、処方してもらおう。受診はハードルが高いという場合は、ケアマネージャー、訪問看護師などに一度相談して、それから受診を考えるのも良いかもしれない。

▼コラム　リハビリテーションはプラスの医学

医学部を卒業仕立ての研修医や理学療法士の学生に、リハビリテーション医学の魅力を話すことがある。リハビリはプラスの医学だという話だ。

どのような診療科でも、外傷や疾病による身体上の問題（マイナス）からもとの健康な状態（ゼロ）にまで戻す（治す）ことを目的としている。リハビリでも骨折後の筋力低下や脳卒中の後の麻痺という、機能面、生活面のマイナスを、もとの機能や生活に戻すことを目的としている。その点は変わりない。ただ筋力の低下や麻痺を完全に元通りにすることは難しい。

しかしリハビリの現場では、ゼロに戻すだけでなく、時々プラスにまで発展するようなことが起こる。

八十七歳の女性（Cさん）が、脳卒中による右半身の麻痺に対するリハビリを目的として入院してきた。関節の可動域改善、筋力強化、歩行のトレーニングと、リハビリプログラムは進んでいく。しかしながら、肝心の元の生活に戻っていくための、食事や入浴などのトレーニングには身が入らない。

同室の同じくらいの年齢で、大腿骨頸部骨折のため入院している方は、退院後にすぐに畑仕事をしようと張り切ってリハビリに取り組んでいる。Cさんにもなにか生活の張りになるものはないかと聞いてみた。

Cさんはテレビを観る事が毎日の楽しみで、数年前に韓流のドラマが流行った時に、ずいぶんとはまって観ておられたとのこと。それならば「その韓流のスターに会いに行きましょう」と持ちかけた。リハビリスタッフにも、その話をするとスタッフのやる気にも火が付いた。リハビリ室に韓国アイドルの曲が流れ、なにやら両手に光る棒のような物を持って振っている。これはサイリウムというペンライトのようなもので、アイドルのコンサートの時などに両手で振って応援するものだ。スタッフが自分の家にあった物を持って来てくれたらしい。Cさんが、両手にサイリウムを持って曲に合わせて大きく振っている。いつも座っている車椅子からも立ち上がって熱心に応援している。確か、右の上肢は上がりにくく、すぐ疲れてしまうので長く立っていることが出来ない、とか言っていたような……。午前に三曲、午後に二曲、渾身のリハビリ(?)をスタッフと一緒にやっておられた。

退院後、半年ほど経ったある日、Cさんが外来を受診した。まだ少し右足を引きずって歩いているが、元気そうで顔色も良く、服装もお洒落だ。ドームツアーに行って来たということで、「ファンサ」と呼ばれるファンサービスにも参加したようだ。コンサートのチケットは孫に頼んで、インターネットで前の方の席を手に入れてもらったらしい。今度は福岡ドームで行われるコンサートにも遠征する予定で、そのための準備に忙しいらしい。足早に外来を後にして帰って行かれた。

コーピングスキル(注4)という身体に大きなストレスがかかった時に、大きなダメージを被らないように、防衛的に身体や心が変化することで対処する反応がある。またリハビリにおいても、痛みを客観視することで痛みを制御したり、メンタルストレスを軽減する認知行動療法というものがある。時々このコーピングスキルがうまく働くと、ストレスの軽減だけでなく、大きな力を発揮することがある。自分を見つめ直すことで、自分の良い面に気付いたり、以前とは違う自分を見出し、人生や生活の幅が広がることがある。

今回の例はコーピングスキルの開発を行った訳でも、認知行動療法を行った訳でもないが、「やりたいこと、まだまだやれる」ことが増えた事例である。

やはりリハビリテーションはプラスの医学だ。（青山）

▼コラム　リハビリ室

当たり前の話であるが、病院に来られる患者さんは、病気なので元気がない。そして患者さんは薬や手術といった治療とともに、医師や看護師などの医療スタッフから元気をもらいながら、病気を治す。

物理学の法則にエントロピーの法則というものがある。ややこしい法則であるが、例を説明すると、気体や液体などにおいて温かい層と冷たい層があった時に、二つの層が接するとお互いに交じり合って、もとの温かい層と冷たい層に戻ることはない、という現象である。

病院をエントロピーに当てはめるのは適切ではないかもしれないが、元気な医療スタッフと元気でない患者さんが接すると、医療スタッフの元気は患者さんへと移っていき、その結果、医療スタッフの元気は吸い取られるということになる。ただ物理学のエントロピーの法則では一度交じり合ったものを元に戻すのは容易ではないが、人間は休養という回復手段を持っているので、ぐっすりと休んだ次の朝には再び患者さんに元気な顔を見せることが出来る。

さらにリハビリ室では、医療スタッフと患者さんで、相互に元気を分かち合う。もちろん、患者さんに元気がない場合には、元気な声で患者さんを鼓舞して、元気の一部をお渡しする。しかし、時々逆の場面がある。患者さんが辛いリハビリに一生懸命打ち込んでいる姿や、出来なかった課題を達成出来た時の喜びを目の当たりにすると、こちらが元気をもらってしまう。

またリハビリが終わった後にも「先週の試合でゴールを決めることが出来ました」とか「正月に帰ってきた孫を抱くことが出来ました」というような話をしてくれた時には、患者さんに元気のお返しを頂いた気がする。

時にはスタッフ同士で元気をもらった患者さんの話を共有することで、スタッフの間にも、もらった元気が広がっていく。

一日、リハビリ室で大きな声で患者さんと一緒にトレーニングやエクササイズを行うと、リハビリスタッフも心身ともに疲れる。これは病院における他の部署と同じである。そして、患者さんから元気をもらうのはリハビリスタッフに限らず、他の部署の医療者でも同じである。笑顔で手を振って退院していく患者さんを見ることで、元気をもらうことが出来る。患者さんの悩みを一緒になって解決出来た時には、ぱっと元気な空気がはじける。

ただ、そのように患者さんと元気を分かち合う機会は、リハビリ室では他の部署に比べ圧倒的に多く、ほとんど毎日のことだ。

そんなリハビリスタッフと元気を分かち合いに、リハビリ室に是非来訪を。（青山）

注1　ロコモティブシンドローム　骨、関節、筋肉、神経などの運動器の障害のために、移動に支障をきたす状態。立つ、歩くなどの障害によって介護に至るリスクが高くなる。

注2　サルコペニア　加齢によって全身の筋肉量と筋力が減少し、身体能力が低下した状態。加齢性変化が要因とされているが、要因は明らかではない。

注3　破局的思考　痛みのことばかりを考えてしまう（反芻）、痛みが自分の中で大きくなったり部位が増えてしまう（拡大視）、やる気がなくなる（無力感）を通じて痛みに対する恐怖や不眠、不安が増悪すること。これにより痛みに対する極度の警戒心や過剰な回避行動が起きる。

注4　コーピングスキル　外界から与えられるストレスに対して対処する技術。

参考文献

［1］神崎恒一著「寝たきり」日本老年医学会雑誌　47巻5号　三九三―三九五頁　二〇一〇年

［2］厚生労働省『二〇一九年 国民生活基礎調査の概況』二〇一九年

［3］大塚忠義・谷口豊著「健康寿命および要介護者数の将来推計」生活経済学研究　49巻　九一―一一二頁　二〇一九年

［4］佐藤敏彦著「平均寿命と健康寿命」厚生労働省e－ヘルスネット、二〇一九年

［5］Kasai T et al: Sex- and age-related differences in mid-thigh composition and muscle quality determined by computed tomography in middle-aged and elderly Japanese. *Geriatr Gerontol Int* 15(6): 700–706, 2015

［6］「慢性の痛み診療・教育の基盤となるシステム構築に関する研究」研究班監修、慢性疼痛治療ガイドライン作成ワーキンググループ編集「慢性疼痛治療ガイドライン」真興交易医書出版部、二二一－二二四頁　二〇一八年

［7］Stubbs B et al: Pain and the risk for falls in community-dwelling older adults: systematic review and meta-analysis. *Arch Phys Med Rehabil* 95(1): 175–187.e9., 2014

［8］Shimada H et al: Combined prevalence of frailty and mild cognitive impairment in a population of elderly Japanese people. *J Am Med Dir Assoc* 14(7): 518–524, 2013

［9］Baik I et al: A prospective study of age and lifestyle factors in relation to community-acquired pneumonia in US men and women. *Arch Intern Med* 160(20): 3082–3088, 2000

［10］Arem H et al: Leisure time physical activity and mortality: a detailed pooled analysis of the dose-response relationship. *JAMA Intern Med* 175(6): 959–967, 2015

［11］ Paffenbarger RS Jr. et al : Physical activity, all-cause mortality, and longevity of college alumni. *N Engl J Med* 314(10) : 605–613, 1986
［12］ Johansen MY et al : Effect of an Intensive Lifestyle Intervention on Glycemic Control in Patients With Type 2 Diabetes : A Randomized Clinical Trial. *JAMA* 318(7) : 637–646, 2017
［13］ Blair SN et al : Changes in physical fitness and all-cause mortality. A prospective study of healthy and unhealthy men. *JAMA* 273(14) : 1093–1098, 1995
［14］ 公益財団法人長寿科学振興財団「認知症に対する運動療法」健康長寿ネット、二〇一六年
［15］ 健康長寿を実現する至適身体活動パターンの解明：加速度計を用いた10年間の縦断研究、科学研究費助成事業　研究成果報告書、基盤研究（B）二〇一一年～二〇一四年

参考図書

伊藤宣監修、宮腰尚久著『骨粗鬆症――「鬆」とはなにか、骨の中で起こっていること』ミネルヴァ書房、二〇一六年

終章

ヒトは動く

――「動こう」という気にさせる身体の仕組み

本書は、「みなさん、少しでも運動をしましょう」という本である。痛みや障害から回復するために、「少しでも運動をした方がいいですよ」と述べた書である。しかし「それはわかっているけど……」という方が多いことも事実である。そもそも今、日常的に運動をしている方は、この本は手に取らないかもしれない。逆に運動をしていない方は、常に引け目や罪悪感を感じているかもしれない。それでは、運動をしないことは「悪」なのだろうか。ありうべからざることなのだろうか。

この点に注目して書かれた大書に『運動の神話』がある。そこには、ヒトやあらゆる動物は、運動をすることによるエネルギーの損失を防ぐために、なるべく動かないようにしていると書かれている。例えばアフリカの狩猟採集民・ハッザ族は、一日のほとんどを座ったり寝そべったりして過ごしているという。即ちヒトも動物も、進化学的に、遺伝学的に、動かないようにしていて当然なのだ。

しかしそれならなぜヒトは、これほどまでに動こうとするのか。もし本当に動かなければ、なぜこれまで述べてきたような多くの害に見舞われるのか。その理由は、我々動物は、動かないと、生存と生殖という根本的な二つの目的を果たすことが出来ないからなのだ。

そしてその怠惰なヒトを励ますために（？）、身体には「動こう」という気にさせるいろいろな仕組みがある。脳も身体も、動くことによって多くの「報酬」を与えてくれる。動くことにより、脳はエンドルフィンなどの多くの脳内化学物質を活性化し、筋はマイオカインを分泌する。動くことにより、多くの人は気分が明るくなり、希望を見出す。さらに脳の神経構造に解剖学的・生理学的な変化をきたし、喜びや人との繋がりを強く感じることも証明されている。

神経科学者のダニエル・ウォルパートが「脳の存在理由」で語っているように、「人間の脳の最大の目的は、身体を動かすこと」なのだ。そして出来れば他人と一緒に運動をしよう。一緒に運動することで、困難に立ち向かう勇気が出るだけでなく、助け合う気持ちが生まれ、他人との関係性を深めることが出来る。ヒトが他の動物と最も違い、かつ繁栄した最大の要因は、他人と共感する能力があるからなのだ。この効果は、あなたがどれだけ運動能力があるか、健康であるかとは関係がない。どんな障害を持っていても、今「寝たきり」であっても、その効果は得られるのである。

最後に極めて個人的な話をしたい。私の息子は本書執筆時、高校一年生である。先日終問題1　次の文の（　）にあてはまる語句を語群から選び，記号で答えなさい。

身体活動・運動を行うことで，（ ① ）や血管，（ ② ）系，代謝，エネルギー消費，（ ③ ）面などが良好に保たれる。日常生活にスポーツを取り入れるなどして（ ④ ）を増やすことは，生活習慣病の予防だけでなく，生活習慣病からの（ ⑤ ）にも有効である。一方，（ ④ ）が不足していると，がんや（ ⑥ ）を含めた生活習慣病に罹る（ ⑦ ）が高まり，死亡率も高くなる。WHOは，（ ⑧ ）の身体活動を（ ⑨ ）以上行っていない状態を（ ⑩ ）と定義し，世界の死亡全体の6％は（ ⑩ ）が原因であるとしている。日本における（ ⑦ ）要因別の死亡者数を見ると，（ ⑩ ）は，喫煙，高血圧に次ぐ第3位である。

〈語群〉

ア．中強度　イ．身体不活動　ウ．リスク　エ．筋骨格　オ．身体活動量
カ．週150分　キ．回復　ク．心臓　ケ．骨粗しょう症　コ．精神
サ．仲間　シ．エネルギー　ス．歩幅　セ．10分　ソ．64歳

図1　某高校1年2学期期末考査「保健」問題

高校生から身体活動・運動の教育がなされている。あなたは全問正解出来るでしょうか？　ちなみに私の息子は1問間違えていました。
（答え：①ク、②エ、③コ、④オ、⑤キ、⑥ケ、⑦ウ、⑧ア、⑨カ、⑩イ）

わった二学期の期末試験の「保健」で、図1のような問題が出た（一部改変）。「何だここにすべて書かれているではないか！」――裏を返せば、身体活動・運動は、高校生の教科書に書かれ、また試験問題になるほど、重要で根本的なことなのである。高校生のような若い年代から、ヒトが死に至るまで一貫して取り組むべき課題なのだ。この試験問題がすらすら解けたあなたは、もうリハビリも運動の講義も卒業かもしれない。しかし知っていても、もし「まだしていない」のなら、今日から始めよう。何度も書くように、まずは「初めの一歩」が大切である。

最後に謝辞を述べたい。「リハビリテーション」に通じる道標を立てて頂いた、編集の西川照子さん、素晴らしいイラストを作成して頂いたデザイナーの木野厚志さん、実技写真をご提供頂いた株式会社リハサクさんに感謝したい。我々三人は、偶然に西川さんと出会った三名であった。それぞれ別々のバックグラウンドを持ち、それぞれの興味を持ってそれぞれ別の部署で別の仕事をしている三名である。本書執筆にあたっては、非常に多くの紆余曲折があり、なんとか完成に至った。一度完成したと思った文章をすべてひっくり返されてしまったこともある。幾多の問題を乗り越えて、それでもここまで完成出来たのは、西川さん、木野さんの多大なるご助力の賜物である。心より感謝申し上げる。

「リハビリテーション」の書物は世にたくさん出ている。また「運動」を勧める本も数多く出版されている。ただ「リハビリテーション」の本は、より読者が多いであろう健常者を対象とした運動を勧める本とは違い、あくまで「障害からの回復を目指す」運動を書こうとするものである。加えて、現在健常であっても、これから障害者になるかもしれない方に対して、「今からの運動」の重要性を述べようとするものである。この二つを見据えての執筆は難しく、不十分な点、言葉足らずの点は多いと思う。どうか遠慮なくご批判のご連絡を頂ければと思う。

最後に以下の三つの短い言葉で本書を締め括りたい。あなたが障害から少しでも回復し、また人生を少しでも素晴らしいものに変えることが出来ればと願って。

○生きるとは呼吸することではない。行動することだ。（ジャン＝ジャック・ルソー）

○一日生きることは、一歩進むことでありたい。（『湯川秀樹著作集6』「読書と思索」）

○「最後まで、希望を捨てちゃいかん……あきらめたら、そこで試合終了だよ」

（アニメ・SLAM DUNK 第二十六話「三井寿 十五歳の悩み」より）

参考図書

ダニエル・E・リーバーマン著、中里京子訳『運動の神話 上・下』早川書房、二〇二二年

ケリー・マクゴニガル著、神崎朗子訳『スタンフォード式人生を変える運動の科学』大和書房、二〇二〇年
ユヴァル・ノア・ハラリ著、柴田裕之訳『サピエンス全史――文明の構造と人類の幸福　上・下』河出書房新社、二〇一六年

各章の執筆者

序　章　手術後、歩けなくなってしまった！……………………… 伊藤宣
第一章　リハビリテーションの歴史と発展………… 青山朋樹＋伊藤宣
第二章　運動器の構造と障害 ………………………………………… 伊藤宣
第三章　怪我の後のリハビリテーション ……………… 伊藤宣＋山本遼
第四章　リハビリテーションで治る関節・脊椎の痛み…… 伊藤宣＋山本遼
第五章　装具もリハビリテーション ……………………………… 青山朋樹
第六章　手術を受けるためのリハビリテーション ……………… 伊藤宣
第七章　内臓と脳のリハビリテーション ……………………… 青山朋樹
第八章　予防リハビリテーション………………………… 青山朋樹＋伊藤宣
終　章　ヒトは動く ……………………………………………………… 伊藤宣

＊コラムは文章末尾に執筆者名を記した。

索　引

あ 行

アーチサポート　120
iPS細胞　101
アウストラロピテクス・アファレンシス　81
アシストロボット　127-129
アメリカ義足　23
アライメント　114-116, 133
アルツハイマー型　163, 166
アルツハイマー病　62, 180, 182
アングルシー脚　23
アンローダーワン　114, 115
池江璃花子　2
維持期　137, 141
医療専門職　27, 28, 122, 123
ウィメンズヘルス　105
ウェアラブルデバイス　129
ウォーキング　4, 161, 163, 164
ウォルパート，ダニエル　201
腕立て伏せ　183, 186
運動神経　55
AI（エーアイ）　56
ECMO（エクモ）　→体外式膜型人工肺
エコノミークラス症候群　49
SLRエクササイズ　187, 188
エドウィン・スミスのパピルス　110
NSAIDs（エヌセイズ）　99
MCI（エムシーアイ）　163
エルゴメーター　154, 157
遠隔治療　31
炎症　50, 57, 62, 96, 151, 180
エンドルフィン　201
O脚　87, 113, 133
大隈重信　24
大谷翔平　101
オープナー　121
Optimal Loading（オプティマルローディング）　69, 70

か 行

外反母趾　120
回復期　137, 140
解剖学　11, 83
海綿骨　42
カウチポテト　61, 180
柏倉松蔵　25
下垂体　56
華佗　14, 15
片脚スクワット　77, 78
下腿三頭筋　142
活性酸素　52
活動医学　10
可動域訓練　70, 115
可動域トレーニング　30
化膿性関節炎　57
ガレノス　14, 148, 149
がん　34, 158, 180, 182
感覚神経　55, 56
肝硬変　158
関節液　44
関節鏡　132, 133
関節拘縮　68
関節症　11
関節注射　99, 100

関節軟骨　44, 100
関節包　44
関節リウマチ　104, 105
汗腺　56
感染症　16, 20, 32, 144
義肢　23, 110, 111
義肢装具士　123, 125, 126
器質性便秘　160
義足　23, 24, 110, 125, 126
基礎代謝量　52
偽痛風　57
機能性便秘　160, 161
ギプス固定　67
Cat & Dog（キャットアンドドッグ）　94, 187
QOL　→生活の質
急性関節炎　57
急性期　127, 137, 139, 140
胸郭回旋ストレッチ　152
狭心症　156
強制収容所　27
起立性低血圧　58, 68
クウォータースクワット　76, 185, 186
口すぼめ呼吸　151-153
クラムシェル　187, 189
クリュッペルハイム　25
クルーセン，フランク・ハモンド　21
ケアマネージャー　190
軽度認知障害　→MCI
血栓　49
健康寿命　174
腱鞘炎　57, 120
見当識障害　68
後遺障害　26
交感神経　160, 161
硬性コルセット　117, 118
交通事故　26
行動制限　29, 31
高負荷低頻度　75
高齢化　26
誤嚥性肺炎　68, 179
COVID-19（コービッドナインティーン）　29, 30, 32
コーピングスキル　192, 193
股関節外転運動　91, 92, 187
股関節内転運動　187
国民生活基礎調査　86, 97
骨関節結核　26
骨棘　95, 133
骨粗鬆症　41, 178, 179
コミュニケーション　30, 31, 32, 81, 164
コルセット　110, 111, 116-120, 140
コロナウイルス感染症　→COVID-19
コロナ禍　2

さ　行

再教育　18
座位四股　184, 186
再生医療　101
サイトカイン　162
作業療法士　105, 122
サポーター　116, 120

サルコペニア　177, 178
サルペトリエール病院　18
澤村田之助　23
COPD（シーオーピーディー）
→慢性閉塞性肺疾患
シェパード，バート　24
持久力　31, 51, 75, 154, 155, 157
支持基底面　75, 77, 78
自助具　121
肢体不自由児　25, 26
疾患修飾薬　100
膝関節伸展運動　90, 186
自転車エルゴメーター　103
死亡率　62, 63, 181
ジャンヌ・ダルク　16
集中治療室　29, 30
集中治療室後症候群　30
寿命　34, 157
障害児　25, 27
上腕骨外側上顆炎　57
食事療法　14
褥瘡（床ずれ）　68, 180
自律神経　55, 56, 58, 160, 161
侵害受容器　56
新型コロナウイルス　10
心筋梗塞　156, 176
神経細胞　54, 55, 162
神経ネットワーク　56
人工関節置換術　132
人工呼吸器　29, 30
人工膝関節全置換術　138, 139
心肺機能　4, 68, 182
心不全　155-158
腎不全　158
睡眠　33, 34, 139, 189
睡眠薬　34, 139
スクワット　76-78
ストレッチ　7, 71, 83, 88, 89, 93, 94, 140, 142, 151, 157, 159, 168
生活の質（QOL）　88, 103, 180
整形外科　5, 102, 105
整形外科医　6, 82
整肢療護園　26
精神障害者　26
成長ホルモン　56
静脈血栓症　68
生命予後　71
生理学　11
世界保健機関（WHO）　28, 174, 176
脊髄損傷　26, 55, 57
脊柱管狭窄症　58
脊椎椎体骨折（脊椎圧迫骨折）
80, 117
脊椎動物　40
セルフォー，ウィリアム　23
前距腓靭帯　45
前脛骨筋　142
戦傷者　19, 21, 22
戦争　10, 16, 17, 24, 32, 110
せん妄　68
創傷　22, 144
副木（そえぎ）　69, 110
足関節底背屈運動　71, 72, 188
即時効果　115
足底腱膜炎　57
速筋線維　50, 51

ソックスエイド　122

た　行

ダーメンコルセット　118
ダイアナ妃　19
第一次世界大戦　19, 24
体外式膜型人工肺　29
太極拳　15
大腿骨近位部骨折　70, 71
大腿骨頸部骨折　191
大腿四頭筋　48, 54, 89, 90, 116, 140, 142, 186
大殿筋　89, 90
大殿筋ストレッチ　89
第二次世界大戦　22, 24, 26, 27
タオルつぶし　71, 73, 188
高木憲次　25
田代義徳　25
タンパク質　52, 53, 190
チェアスクワット　89, 90, 186
遅筋線維　50, 52
知的障害者　26
知的障害者福祉法　27
中枢神経　55
中殿筋　91, 187
治療医学　10
椎間板障害　58
椎間板ヘルニア　57, 80
痛風　57
ティソ，ジョセフ・クレマン　17
低負荷高頻度　75
デジタルトランスフォーメーション　129
デシルヴァ，ジェレミー　81
デッドバグ　94, 95, 188
テニス肘　→上腕骨外側上顆炎
デルペシュ，ジャック・マチュー　18
転倒予防　15
東京市立光明学校　25
糖質　54
糖尿病　34, 52, 62, 176, 180, 182
床ずれ　→褥瘡
ドッジボール　15
トレーナー　9
トレッドミル　61, 154

な　行

内臓　11, 30, 48, 59, 68, 73, 99, 139, 148-150, 159, 175, 176, 179, 180
内臓脂肪　176
長柄ブラシ　122
軟性コルセット　117, 118
二足歩行　79-81, 91
日本リウマチ財団　122
乳酸　56
人間性　22
認知機能　30, 34, 163, 164
認知症　163-166, 173, 175, 180
寝たきり　12, 172-175, 178, 179, 180, 188, 201
脳血管疾患　173, 175
脳血管障害　176
脳梗塞　55
脳由来神経栄養因子　→BDNF
ノーマライゼーション　26-28

は 行

パーキンソン病　58
廃用症候群　68, 178
破局的思考　178
バスケットボール　79
ハムストリング　48, 140,142
パラリンピック　24
パルマー，ベンジャミン・F　23
パルマー脚　23
パレ，アンブロワーズ　23
バンク-ミケルセン，ニルス・エリク　27
万歳運動　186, 187
犯罪者　16
パンデミック　10, 29, 30
ヒアルロン酸　100
PRP（ピーアールピー）　101
BDNF（ビーディーエヌエフ）　163, 164
ひきこもり　31
皮質骨　42
非ステロイド性抗炎症薬
→NSAIDs
ビッグデータ解析　129
檜興平　24
ヒポクラテス　14, 148, 162
肥満　34, 52, 166, 176, 180
副交感神経　34, 160, 161
PRICE治療（プライスちりょう）　69
フレイル　179
βアミロイドタンパク質　34, 166
変形性関節症　58, 86-88, 93, 97, 98, 178, 179
変形性股関節症　88
変形性膝関節症　80, 87, 88, 90, 102, 113, 116
変形性脊椎症　58, 86, 93, 97, 98
変形性足関節症　120
変形性腰椎症　93, 94
便秘　59, 68, 100, 160-162
扁平足　120
訪問看護師　190
保存治療　98, 100, 134
ポッツ，ジェームズ　23
ホミニン　81
ポリオ　20, 21, 26
POLICE治療（ポリスちりょう）　69

ま 行

マイオカイン　49, 50, 162, 201
マクミラン，メアリー　21
末梢神経　55, 57
慢性炎症　62
慢性閉塞性肺疾患　151
ミトコンドリア　52
南征吾　127
むくみ　156-159
Mayo clinic（メイヨークリニック）　21
メタボリックシンドローム　175, 176, 180
免疫　34, 150, 180
モック，ハリー・エドガー　19

や　行

有酸素運動　52, 103, 161, 163, 164, 181, 182
有症率　93, 97, 98
有病率　93, 97, 98, 120
腰椎すべり症　58, 80
腰椎椎間板ヘルニア　94
腰部脊柱管狭窄症　94
予防医学　10, 179

ら・わ行

RICE 治療（ライスちりょう）　69
ラスク，ハワード・アーチボルド　21, 22
ラットプルダウン　185, 187
リーチャー　121
理学療法士　7, 18, 20, 82, 83, 104, 105, 122, 190
陸軍病院　19
reconstruction aide（リコンストラクション-エイド）　19-21
リハビリ施設　23, 25
リハビリテーション医学　17, 21, 22, 25, 26, 190
リハビリプロトコール　138, 139
両脚スクワット　77
両脚ヒールレイズ　182, 185
療育　25
療法士　8, 9, 70, 73-75, 79, 102, 104, 106, 135, 139, 140
リン，ヘンリック　18
リンパ浮腫　158, 159
レイモンド，フルゲンス　18
労働災害　26
ロコモティブシンドローム　175, 176, 178
ワイルド，オスカー　61

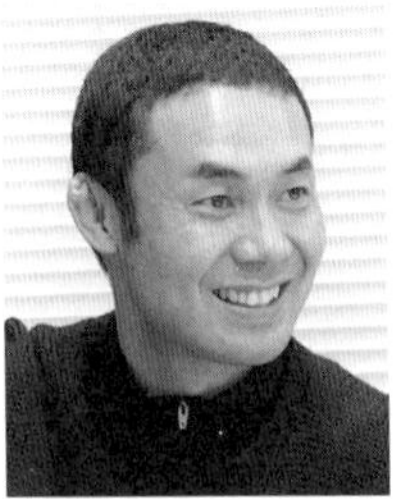

青山朋樹
(あおやま　ともき)
京都大学大学院医学研究科 人間健康科学系専攻 教授

1970年、長野県安曇野市生まれ。長野県立松本深志高等学校卒業。1994年、群馬大学医学部卒業。2004年、京都大学大学院医学研究科博士課程（外科学専攻）卒業。2018年より現職。

専門はリハビリテーション医学、整形外科学、再生医学。

理学療法士、作業療法士、看護師、臨床検査技師の学生教育を行いながら研究、臨床を実践している。
＊＊＊
「朋樹」の名前は「樹の周りに朋友が集うような人物になって欲しい」という願いで、父親が命名した。本人もそうなろうと努力しているがなかなか難しい。

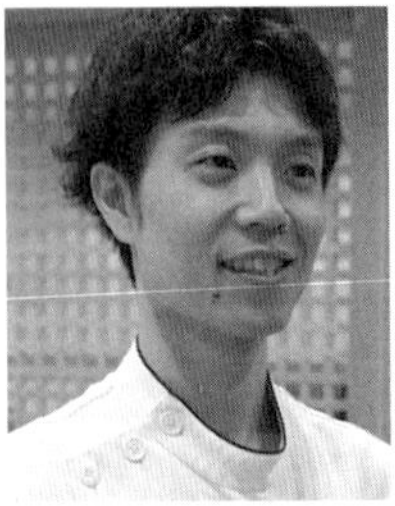

山本　遼
(やまもと　りょう)
倉敷中央病院　リハビリテーション部　理学療法士

1987年、岡山県美作市（旧大原町）生まれ。2010年、川崎リハビリテーション学院卒業。同年、倉敷中央病院入職。

整形外科領域を中心に呼吸・循環器領域など、10年以上に渡って急性期病院で集中治療室から退院後の外来までのリハビリテーションに従事。最近では怪我や病気になる前の予防的なリハビリテーションに注目、健康増進や自己管理のための運動療法（セルフエクササイズ）の実践化、理学療法士の職域拡大に努めている。
＊＊＊
名前の「遼」は「はるか」とも読む。「はるか遠く」「はるか彼方」の「はるか」である。「広く大きな心や意志を持った人になって欲しい」との意が込められている。

《著者紹介》

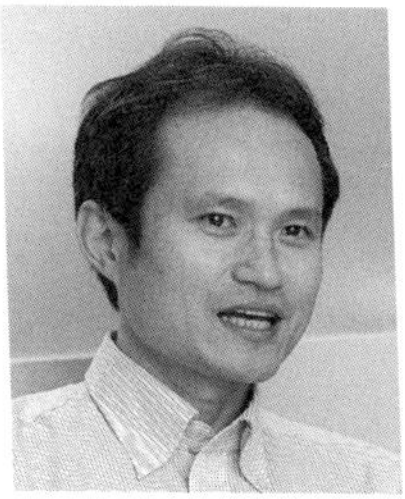

伊藤宣

（いとう　ひろむ）

倉敷中央病院　整形外科　主任部長

京都大学医学部附属病院　臨床教授

1964年、静岡県磐田市生まれ。静岡県立磐田南高等学校理数科卒業。1990年、京都大学医学部卒業。2001年、京都大学大学院医学研究科博士課程（外科学専攻）卒業。専門は整形外科学、リウマチ学。関節リウマチ及び変形性関節症を中心に、全身の関節疾患を扱う。

＊＊＊

「宣（ひろむ）」の名前は「良いことを宣教師のようにひろめる人になるように」との意。本書の内容が「良いこと」であって「ひろめる」結果になりますように。大のスポーツ、音楽好きだが、自分でするのはあまり得意ではない。本書の監修を務める。

リハビリテーションのちから

――病気・怪我からの復活、そして日常の運動へ――

2024年6月20日　初版第１刷発行　〈検印省略〉

定価はカバーに
表示しています

著　者　伊藤　宣
　　　　青山朋樹
　　　　山本　遼

発行者　杉田啓三

印刷者　坂本喜杏

発行所　株式会社　ミネルヴァ書房

607-8494　京都市山科区日ノ岡堤谷町１

電話代表　(075)581-5191

振替口座　01020-0-8076

冨山房インターナショナル・新生製本

ISBN 978-4-623-09764-7

Printed in Japan